全国高等医药院校医学检验技术专业第五轮规划教材

临床输血学检验实验指导

第 3 版

（供医学检验技术专业用）

主　编　孙晓春　吴新忠

副主编　陈凤花　张亚丽　祝丽丽

编　者　（以姓氏笔画为序）

刘　琰（山东第一医科大学）

刘　鹤（北京九强生物技术股份有限公司）

孙晓春（江苏大学医学院）

孙爱琴（江苏大学医学院）

孙瑞利（新乡医学院）

杨　洁（石河子大学医学院）

吴新忠（广州中医药大学）

邱笑违（北京乐普诊断科技有限公司）

张亚丽（北华大学医学技术学院）

陈凤花（华中科技大学同济医学院）

陈亚芹（广东医科大学）

陈彦猛（重庆医科大学）

罗红林（镇江市中心血站）

祝丽丽（贵州医科大学）

倪尧志（珠海贝索生物技术有限公司）

高　明（江苏力博医药生物技术股份有限公司）

曹　岩（大连大学医学院）

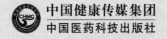

中国健康传媒集团

中国医药科技出版社

内 容 提 要

　　本教材是"全国高等医药院校医学检验技术专业第五轮规划教材"之一，系《临床输血学检验》的配套实验教材。全书共26个实验，包括红细胞抗原抗体检测、人类白细胞抗原检测、血小板血型检测、血液成分的制备及临床输血实验室的要求、基本技术和方法等，从实验目的、实验原理、实验仪器和材料、实验步骤、实验结果及注意事项等方面进行了较为详尽的阐述。

　　本教材供全国高等医药院校医学检验技术专业的实验教学使用，也可以作为医院输血科、血库、各级血站检验工作人员的参考用书。

图书在版编目（CIP）数据

临床输血学检验实验指导／孙晓春，吴新忠主编.
3 版 . -- 北京：中国医药科技出版社，2024.11.
（全国高等医药院校医学检验技术专业第五轮规划教材）.
ISBN 978-7-5214-4841-2

Ⅰ. R446.11

中国国家版本馆 CIP 数据核字第 2024G8E938 号

美术编辑	陈君杞
版式设计	友全图文

出版　**中国健康传媒集团**｜中国医药科技出版社
地址　北京市海淀区文慧园北路甲 22 号
邮编　100082
电话　发行：010 - 62227427　邮购：010 - 62236938
网址　www. cmstp. com
规格　889mm×1194mm $^1/_{16}$
印张　5 $^3/_4$
字数　163 千字
初版　2010 年 2 月第 1 版
版次　2025 年 1 月第 3 版
印次　2025 年 1 月第 1 次印刷
印刷　天津市银博印刷集团有限公司
经销　全国各地新华书店
书号　ISBN 978 - 7 - 5214 - 4841 - 2
定价　**39. 00 元**

版权所有　盗版必究
举报电话：010 - 62228771
本社图书如存在印装质量问题请与本社联系调换

获取新书信息、投稿、
为图书纠错，请扫码
联系我们。

出版说明

全国高等医药院校医学检验技术专业本科规划教材自2004年出版至今已有20多年的历史。国内众多知名的有丰富临床和教学经验、有高度责任感和敬业精神的专家、学者参与了本套教材的创建和历轮教材的修订工作，使教材不断丰富、完善与创新，形成了课程门类齐全、学科系统优化、内容衔接合理、结构体系科学的格局。因课程引领性强、教学适用性好、应用范围广泛、读者认可度高，本套教材深受各高校师生、同行及业界专家的高度好评。

为深入贯彻落实党的二十大精神和全国教育大会精神，中国医药科技出版社通过走访院校，在对前几轮教材特别是第四轮教材进行广泛调研和充分论证基础上，组织全国20多所高等医药院校及部分医疗单位领导和专家成立了全国高等医药院校医学检验技术专业第五轮规划教材编审委员会，共同规划，正式启动了第五轮教材修订。

第五轮教材共18个品种，主要供全国高等医药院校医学检验技术专业用。本轮规划教材具有以下特点。

1.立德树人，融入课程思政　深度挖掘提炼医学检验技术专业知识体系中所蕴含的思想价值和精神内涵，把立德树人贯穿、落实到教材建设全过程的各方面、各环节。

2.适应发展，培养应用人才　教材内容构建以医疗卫生事业需求为导向，以岗位胜任力为核心，注重吸收行业发展的新知识、新技术、新方法，以培养基础医学、临床医学、医学检验交叉融合的高素质、强能力、精专业、重实践的应用型医学检验人才。

3.遵循规律，坚持"三基""五性"　进一步优化、精炼和充实教材内容，坚持"三基""五性"，教材内容成熟、术语规范、文字精炼、逻辑清晰、图文并茂、易教易学、适用性强，可满足多数院校的教学需要。

4.创新模式，便于学生学习　在不影响教材主体内容的基础上设置"学习目标""知识拓展""重点小结""思考题"模块，培养学生理论联系实践的实际操作能力、创新思维能力和综合分析能力，同时增强教材的可读性及学生学习的主动性，提升学习效率。

5.丰富资源，优化增值服务　建设与教材配套的中国医药科技出版社在线学习平台"医药大学堂"教学资源（数字教材、教学课件、图片、微课/视频及练习题等），邀请多家医学检验相关机构丰富优化教学视频，使教学资源更加多样化、立体化，满足信息化教学需求，丰富学生学习体验。

本轮教材的修订工作得到了全国高等医药院校、部分医院科研机构以及部分医药企业的领导、专家与教师们的积极参与和支持，谨此表示衷心的感谢！希望本教材对创新型、应用型、技能型医学人才培养和教育教学改革产生积极的推动作用。同时，精品教材的建设工作漫长而艰巨，希望广大读者在使用过程中，及时提出宝贵意见，以便不断修订完善。

中国医药科技出版社

2025年1月

全国高等医药院校医学检验技术专业第五轮规划教材

◆ 编审委员会 ◆

主 任 委 员　鄢盛恺（遵义医科大学）

副主任委员　（以姓氏笔画为序）

王学锋（上海交通大学医学院）　　吕志跃（中山大学中山医学院）

江　虹（四川大学华西临床医学院）　孙晓春（江苏大学医学院）

李　伟（温州医科大学）　　　　　李会强（天津医科大学）

邱　玲（北京协和医学院）　　　　郑　磊（南方医科大学）

赵建宏（河北医科大学）　　　　　胥文春（重庆医科大学）

倪培华（上海交通大学医学院）　　崔丽艳（北京大学第三临床医学院）

蒋红梅（贵州医科大学）

委　　　员　（以姓氏笔画为序）

马　洁（江苏大学医学院）　　　　王小中（南昌大学医学部）

王剑飚（上海交通大学医学院）　　许　健（浙江中医药大学）

孙　希（中山大学中山医学院）　　李　敏（上海交通大学医学院）

李士军（大连医科大学）　　　　　李忠俊（陆军军医大学）

吴新忠（广州中医药大学）　　　　闵　迅（遵义医科大学）

陈　茶（广州中医药大学）　　　　金　晶（温州医科大学）

胡　波（中山大学）　　　　　　　费　樱（贵州医科大学）

夏超明（苏州大学苏州医学院）　　梁韶晖（温州医科大学）

葛晓军（遵义医科大学）　　　　　谢　轶（四川大学华西临床医学院）

谢国明（重庆医科大学）　　　　　鄢仁晴（遵义医科大学）

戴　菁（上海交通大学医学院）

数字化教材编委会

主　　编　李忠俊　王　琳
副 主 编　孙晓春　吴新忠　曹　岩　倪尧志
编　　者　（以姓氏笔画为序）
　　　　　王　琳（华中科技大学同济医学院）
　　　　　阮　杰（广东医科大学）
　　　　　孙晓春（江苏大学医学院）
　　　　　刘　鹤（北京九强生物技术股份有限公司）
　　　　　李忠俊（陆军军医大学）
　　　　　李立宏（河北北方学院）
　　　　　吴新忠（广州中医药大学）
　　　　　陈　立（陆军军医大学）
　　　　　陈　涛（湖南众汇信息科技有限公司）
　　　　　陈凤花（华中科技大学同济医学院）
　　　　　张　伶（重庆医科大学）
　　　　　张亚丽（北华大学医学技术学院）
　　　　　邱笑违（北京乐普诊断科技股份有限公司）
　　　　　罗红林（镇江市中心血站）
　　　　　倪尧志（珠海贝索生物技术有限公司）
　　　　　高　明（江苏力博医药生物技术股份有限公司）
　　　　　曹　岩（大连大学新华临床学院）
　　　　　彭永正（南方医科大学）
编写秘书　张瀚允（陆军军医大学）
编写人员　王立新　王海燕　刘　琰　孙晓烨　孙爱琴　孙瑞利
　　　　　杨　洁　杨乾坤　何成涛　张　婷　张　磊　张海方
　　　　　张晨光　张晴雯　陈亚芹　陈彦猛　钟慧斌　禹　莉
　　　　　祝丽丽　黄美容

前言 *PREFACE*

　　《临床输血学检验实验指导》是《临床输血学检验》的配套实验教材，本书可供全国高等医药院校医学检验技术专业的实验教学使用，也可以作为医院输血科、血库、各级血站检验工作人员的参考用书。

　　本教材以培养临床输血医学专业技术人才为宗旨，以贯穿理论、联系实际为编写原则，参考了国内外最新的技术规范和标准，着重介绍了当前临床输血学检验相关常见实验的基本知识与操作技术，包括红细胞抗原抗体检测、人类白细胞抗原检测、血小板血型检测、血液成分的制备及临床输血实验室的要求、基本技术和方法等，在实验目的、实验仪器和材料、实验步骤、实验结果及注意事项等方面作了较为详尽的阐述，每个实验结尾处列出了思考题，并且还提供了部分实验的操作演示视频，以便学生又快又好地掌握临床输血学检验相关实验的基础知识与操作技能。

　　本书在编写过程中得到了许多输血界前辈及同仁们的关心和帮助，在此表示由衷的感谢。鉴于当今输血医学发展迅速和知识的不断更新，加之编者水平有限，教材中难免存在不足或疏漏之处，恳请各位专家、读者，尤其是使用本教材的教师和学生们提出宝贵的批评和指正意见。

编　者
2024 年 8 月

CONTENTS 目录

第一章　红细胞抗原抗体检测

 实验一　ABO 血型鉴定

【实验目的】

1. 掌握　ABO 血型鉴定的实验原理、鉴定方法及结果判读。
2. 熟悉　ABO 血型鉴定的注意事项。
3. 了解　ABO 血型鉴定错误的可能原因。

【实验原理】

ABO 血型鉴定包括正定型和反定型。正定型（forward typing）又称红细胞定型（red cell grouping），是用已知的抗 A 和抗 B 血型定型试剂测定红细胞上有无相应的 A 抗原和（或）B 抗原；反定型（reverse typing）又称血清定型（serum grouping），是用已知 ABO 血型的试剂红细胞测定血清中有无相应的抗 A 和（或）抗 B 抗体，根据正（反）定型结果综合判定血型。

【实验仪器和材料】

1. 器材　滴管、载玻片、小试管（12mm × 75mm）、蜡笔、记号笔、血型血清学离心机、光学显微镜、微柱凝胶卡、微柱凝胶卡配套离心机等。
2. 试剂　单克隆或多克隆的抗 A、抗 B 及抗 AB（可选）血清试剂，2% ~ 5% 的 A_1 型、B 型和 O 型试剂红细胞，0.9% 氯化钠溶液。
3. 标本　EDTA – K_2 抗凝全血标本。

【实验步骤】

1. 红细胞悬液的配制

（1）取抗凝全血 2ml 加入已标记的洁净小试管中，配平后对称放入离心机，1000 ×g 离心 5 分钟。

（2）弃上清，留下的为压积红细胞，在压积红细胞中加入适量 0.9% 氯化钠溶液，用吸管轻轻吹散管底红细胞，1000 ×g 离心 5 分钟。

（3）重复上一步操作 2 次以充分洗涤红细胞。

（4）用吸管小心吸取上层 0.9% 氯化钠溶液并弃去，按不同试验需要取底部压积红细胞按表 1 – 1 配制成不同浓度的红细胞悬液。

表 1 – 1　红细胞悬液配制表

红细胞悬液浓度（%）	压积红细胞（µl）	0.9% 氯化钠溶液（ml）
50	500	0.5
20	100	0.4

续表

红细胞悬液浓度（%）	压积红细胞（μl）	0.9%氯化钠溶液（ml）
10	100	0.9
5	50	1.0
2	50	2.5
1	50	5.0
0.8	40	5.0

2. 玻片法

（1）取一张洁净玻片，用蜡笔画3个圆圈，分别标记为抗A、抗B及抗AB。

（2）在相应圆圈内分别加1滴抗A、抗B及抗AB血清试剂。

（3）分别滴加10%的待检红细胞悬液1滴，轻摇并充分混匀。

（4）观察有无凝集，记录结果，2分钟后仍无凝集则判为阴性。

3. 试管法

（1）正定型

1）取洁净小试管2支，分别标记抗A、抗B，用滴管向试管中分别加入抗A、抗B血清试剂各1滴。

2）分别加入待检标本2%～5%的红细胞悬液1滴，轻摇混匀。

3）离心，以1000×g离心15秒。

4）观察结果。先观察上清是否有溶血现象存在，后轻摇试管，使细胞扣（cell buttons）重悬，观察有无凝集现象及凝集程度。如肉眼观察无法判断凝集程度时，可将红细胞悬液涂于载玻片上，用光学显微镜低倍镜观察。记录观察结果。红细胞凝集程度判断标准见表1-2。

表1-2 试管法红细胞凝集程度判断标准

判断标准	凝集程度
红细胞凝集成大凝块，背景清晰透明，无游离红细胞	4+
红细胞凝集成数个大小不等凝块，背景尚清晰，游离红细胞极少	3+
出现较多中、小凝块，背景稍浑浊，存在游离红细胞	2+
肉眼可见大颗粒，背景浑浊，镜下有较多凝集和游离红细胞	1+
肉眼观察有细小颗粒，背景浑浊，镜下可见细小凝集和较多游离红细胞	±
肉眼无法判断，镜下可见少数红细胞凝集，绝大多数红细胞呈游离状态	MF
肉眼观察不到凝集，镜下红细胞分布均匀，未见红细胞凝集	−

注：MF为混合外观凝集。

（2）反定型

1）取洁净小试管3支，分别标明A_1、B和O型红细胞，用滴管向试管中分别加入待检血浆标本2滴。

2）相应加入2%～5%的A_1、B及O型试剂红细胞悬液各1滴，轻摇混匀。

3）离心，以1000×g离心15秒。

4）观察结果，观察方法与正定型相同。

4. 微柱凝胶法

（1）取出并标记好微柱凝胶血型卡，撕去铝箔纸，垂直放置在加样卡槽内。

（2）分别加入0.8%～1%的红细胞悬液50μl于前4孔中，即A、B、D、Ctrl四孔。

（3）在第5～6孔中，即A_1及B孔中，分别加入0.8%～1%的A_1及B试剂红细胞各50μl，再分别加入 50μl 待检血浆标本。

（4）微柱凝胶卡配套离心机上离心 15 分钟（不同离心机离心时间可能不同）。

（5）观察结果，红细胞滞留于反应腔或凝胶中，皆可认为存在红细胞凝集，结果为阳性；红细胞全部在管底，无红细胞滞留于反应腔或凝胶中，则可认为不存在红细胞凝集，结果为阴性。

【实验结果】

ABO 血型判定应综合正、反定型结果，判断标准见表 1 - 3。

表 1 - 3　ABO 血型正反定型结果判读表

| 正定型（红细胞定型） | | | 反定型（血清定型） | | | 判读结果 |
抗 A	抗 B	抗 AB	A₁红细胞	B 红细胞	O 红细胞	
-	-	-	+	+	-	O
+	-	+	-	+	-	A
-	+	+	+	-	-	B
+	+	+	-	-	-	AB

注：+，凝集或溶血；-，不凝集。

【注意事项】

1. 观察结果时若试管中出现溶血现象（须排除外源性溶血的干扰），表明可能存在抗原抗体反应并激活了补体，应视为阳性结果。

2. 在报告血型结果之前必须要解释任何 ABO 血型鉴定出现正、反定型结果不一致情况。ABO 血型鉴定正、反定型结果不一致情况既可能是技术上存在问题，也可能是标本红细胞或血清本身存在问题，初步的处理程序如下。

（1）相同的血液标本重复 ABO 血型鉴定一次，必要时可加做抗 AB 的正定型检测，排除检测技术操作上可能的干扰。如果初始的鉴定实验中红细胞悬液含血清或血浆，重复实验时红细胞应改为0.9% 氯化钠溶液多次洗涤后红细胞，以消除血浆蛋白或自身抗体引起的干扰。

（2）重新采集一管血液标本鉴定。当 ABO 血型不一致出现在当前实验结果与历史检测记录不一致或怀疑标本存在污染时，需要重新采集标本进行鉴定。

（3）查阅患者病史，评估可能出现改变或干扰 ABO 血型鉴定的患者疾病状态，包括：①临床诊断结果；②历史血型结果；③输血史；④移植史等。

（4）通过自身对照和意外抗体筛选等血清学实验来评估因自身抗体或同种抗体引起的潜在干扰。

? 思考题

答案解析

1. ABO 血型鉴定出现正、反定型不一致的主要原因有哪些？

2. 孟买型与普通 O 型有哪些异同点？血型鉴定时应注意怎样区分？

（杨　洁）

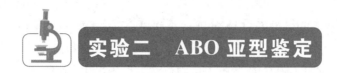

实验二　ABO 亚型鉴定

微课/视频

【实验目的】

1. 掌握　ABO 亚型鉴定的鉴定方法和结果判读。

2. 熟悉　ABO 亚型鉴定的实验原理。

3. 了解　ABO 亚型鉴定的注意事项。

一、ABO 正反定型试验

【实验原理】

ABO 亚型在常规的 ABO 定型实验中常表现为正、反定型结果不一致。共同特点是红细胞上的 A 或 B 抗原数量减少,正定型中红细胞与抗 A、抗 B 试剂的反应强度与正常 A 或 B 型红细胞的反应强度相比显著减弱,有些甚至不凝集,ABO 亚型红细胞上的 H 抗原表达常常增强。某些 ABO 亚型血清中除了 ABO 天然抗体之外,还会产生抗 A_1(或抗 B)。由于 ABO 亚型种类很多,不同 ABO 亚型常呈现独特的正、反定型结果。

【实验仪器和材料】

1. 器材　滴管、小试管(12mm×75mm)、记号笔、血型血清学离心机、光学显微镜等。

2. 试剂　单克隆或多克隆的抗 A、抗 B、抗 AB、抗 H、抗 A_1 血清试剂等;2%~5% 的 A_1 型、A_2 型、B 型和 O 型试剂红细胞等。

3. 标本　EDTA-K_2 抗凝全血标本。

【实验步骤】

1. 取洁净小试管 5 支,做好标记,用滴管向试管中分别加入抗 A、抗 B、抗 A_1、抗 AB 和抗 H 血清试剂各 1 滴;再分别加入 2%~5% 待检红细胞悬液 1 滴。

2. 取洁净小试管 4 支,做好标记,依次加入 A_1 型、A_2 型、B 型和 O 型试剂红细胞各 1 滴,再分别加入待检血浆 2 滴。

3. 混匀,以 1000×g 离心 15 秒。

4. 轻轻摇动试管,观察凝集强度并及时记录结果。

5. 有条件时可加测分泌型个体唾液中的 A、B 和 H 血型物质。

6. 必要时需要用待检红细胞与抗 A、抗 A_1、抗 B 及抗 AB 血清试剂进行吸收和放散试验。

【实验结果】

亚型分型按照表 2-1 进行判定。

表 2 - 1　ABO 亚型的血清学鉴定表

红细胞 表现型	红细胞与已知抗血清反应					血清与试剂红细胞反应				唾液 分泌型
	抗 A	抗 B	抗 AB	抗 H	抗 A$_1$	A$_1$	A2	B	O	
A$_1$	4 +	—	4 +	1 +	4 +	—	—	4 +	—	A&H
A$_{int}$	4 +	—	4 +	3 +	2 +	—	—	4 +	—	A&H
A$_2$	4 +	—	4 +	2 +	—	1 +	—	4 +	—	A&H
A$_3$	2 + MF	—	2 + MF	3 +	—	1 +	—	4 +	—	A&H
A$_m$	—/w +	—	—/w +	4 +	—	—	—	4 +	—	A&H
A$_x$	—/w +	—	1 +/2 +	4 +	—	2 +	—/1 +	4 +	—	H
A$_{el}$	—	—	—	4 +	—	2 +	—	4 +	—	H
B	—	4 +	4 +	+		4 +	4 +	—	—	B&H
B$_3$	—	1 + MF	2 + MF	4 +		4 +	4 +	—	—	B&H
B$_m$	—	—	—/w +	4 +		4 +	4 +	—	—	B&H
B$_x$	—	—/w +	—/2 +	4 +		4 +	4 +	—	—	H
O	—	—	—	4 +		4 +	4 +	4 +	—	H
O$_h$	—	—	—	—		4 +	4 +	4 +	4 +	—

注：1 + ~4 +，凝集强度递增；w +，弱凝集；MF，混合外观凝集；—，无凝集。

【注意事项】

1. 随着单克隆抗 A、抗 B 定型试剂取代人源鉴定血清，将可能难以按这些血清学反应的特征对一些 ABO 亚型的抗原进行鉴别定型。

2. 当血清学分型方法出现结果判定困难时，可以采取家系研究或基因分型方法作为重要的补充鉴定方法。

3. 新生儿红细胞 ABO 血型抗原较弱，故新生儿及近期输血者均不宜进行亚型鉴定。

二、吸收和放散试验

【实验原理】

一些 AB 亚型的抗原非常弱，以致直接凝集试验检测不到，甚至在降低孵育温度和增强抗体强度后仍检测不到这些弱抗原。可先用抗 A 或抗 B 吸附于红细胞上的 A 抗原和（或）B 抗原，然后将结合的抗体放散下来，放散液通过与试剂 A$_1$ 和 B 红细胞的反应，来评价放散液中是否有抗 A 或抗 B 抗体。对于正定型单克隆抗 A、抗 B 及人源抗 A、抗 B 均无法检出抗原，且反定型检出相应抗体的标本，需要进行吸收放散试验。

【实验仪器和材料】

1. 器材　滴管、试管（13mm × 100mm）、记号笔、血型血清学离心机、光学显微镜、37℃水浴箱、56℃水浴箱等。

2. 试剂　3 份不同个体的 O 型红细胞、3 份不同个体的 A$_1$ 或 B 型红细胞、人源性抗 A 或抗 B 血清试剂、6% 牛白蛋白、0.9% 氯化钠溶液。

3. 标本　EDTA - K$_2$ 抗凝全血标本。

【实验步骤】

1. 用0.9%氯化钠溶液洗涤1ml待检红细胞至少3次，最后一次吸取所有上清弃掉。

2. 加1ml抗A血清试剂（如果怀疑A亚型）或1ml抗B血清试剂（如果怀疑B亚型）到洗涤好的压积红细胞。

3. 混匀红细胞和抗体，置4℃孵育1小时，期间宜每隔一段时间混匀一下。

4. 离心混合物，尽量移除所有上清试剂。

5. 将试管底部红细胞转移到一个洁净的新试管中。

6. 用大量（至少10ml）冷0.9%氯化钠溶液（4℃保存）洗涤至少8次（完全洗掉未与红细胞表面抗原结合的抗体）。保留末次洗涤上清并分装到新的试管中，与放散液做平行实验。

7. 选用一种适合的放散方法（热放散）重获ABO抗体。

（1）在13mm×100mm的试管中，加等体积的洗涤后的压积红细胞和6%牛白蛋白，混匀。

（2）56℃，孵育10分钟。孵育期间，定时摇动试管。

（3）1000×g离心2分钟。

（4）立即转移上清液即放散液至一新试管中。

8. 检测放散液和（第6步中获得的）末次洗涤液，分别与3个O型红细胞及3个A_1型或B型红细胞的反应（根据吸收所用抗体选择合适的A_1型或B型红细胞）。向两组试管中分别加2滴放散液和2滴洗涤液，然后向试管中加上述红细胞悬液各1滴，立即离心检查凝集。

9. 如果离心后没有检查到凝集，室温孵育15～30分钟。

10. 如果室温孵育后仍没有凝集，37℃孵育15～30分钟，做间接抗球蛋白试验。

【实验结果】

1. 放散液中出现抗A或抗B，说明待测红细胞上有A或B抗原。只有符合以下情况，试验结果才是有效的：①任何阶段，放散液与所有3个抗原阳性的红细胞反应；②放散液与所有3个O型红细胞不反应；③末次洗涤液与所有6个细胞均不发生反应。

2. 放散液与抗原阳性的红细胞不反应表明待测红细胞上不表达A或B抗原。但是不反应也可能是没有正确做好吸收放散试验。

3. 放散液与某些或全部抗原阳性细胞以及O型红细胞反应，说明试验过程中放散了一些额外的抗体。

4. A_1型、B型或O型红细胞或所有3种红细胞可以平行进行吸收放散试验，作为该实验的阳性或阴性对照。

【注意事项】

1. 由于某些单克隆ABO定型试剂对pH和渗透压的改变较为敏感，可能不适合用于吸收和放散试验。

2. 如果末次洗涤的盐水上清与抗原阳性细胞发生反应，实验是无效的。说明放散实验前，未结合的试剂抗体没有洗干净。

3. 对于冷抗体，红细胞应用冷盐水洗涤，防止结合的抗体在放散前解离。

答案解析

? 思考题

1. 简述 ABO 血型血清学及基因分型方法及各自的优缺点。
2. 常见的 A 和 B 亚型血清学特征及其鉴别要点有哪些?

（杨　洁）

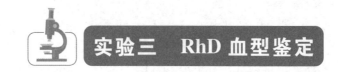

实验三　RhD 血型鉴定

【实验目的】

1. 掌握　RhD 血型鉴定的实验原理、鉴定方法及结果判读。

2. 熟悉　RhD 血型鉴定的注意事项。

3. 了解　D 抗原表型的分类。

【实验原理】

单克隆抗 D（IgM 类）血清试剂可与红细胞膜上的 RhD 抗原结合，在盐水介质中产生肉眼可见的凝集反应。如无凝集反应出现，则说明红细胞膜上不存在 RhD 抗原。

【实验仪器和材料】

1. 器材　滴管、载玻片、小试管（12mm×75mm）、记号笔、血型血清学离心机、光学显微镜等。

2. 试剂　单克隆抗 D（IgM 类）血清试剂、RhD 阳性和阴性红细胞悬液、0.9% 氯化钠溶液等。

3. 标本　EDTA – K$_2$ 抗凝全血标本。

【实验步骤】

1. 玻片法

（1）取一张洁净载玻片，用蜡笔画 3 个圆圈，分别标记待检及阴、阳性对照。

（2）在相应圆圈内分别加 1 滴单克隆抗 D（IgM 类）血清试剂。

（3）滴加 20%~50% 浓度的待检红细胞悬液、RhD 阳性和阴性对照红细胞悬液各 1 滴至相应玻片上，轻摇并充分混匀。

（4）观察有无凝集，记录结果，2 分钟后仍无凝集则判为阴性。

2. 试管法

（1）取 3 支洁净小试管，分别标记为待检及阴、阳性对照。

（2）在相应试管中分别滴加 1 滴单克隆抗 D（IgM 类）血清试剂。

（3）再滴加 2%~5% 浓度的待检红细胞悬液、2%~5% RhD 阳性红细胞悬液和 2%~5% RhD 阴性红细胞悬液各 1 滴至相应试管中，充分混匀。

（4）1000×g 离心 15 秒。

（5）轻摇试管使细胞扣重悬，观察有无凝集现象，及时记录结果。

【实验结果】

阴性对照管无凝集，阳性对照管有凝集；若被检标本管出现凝集则为 Rh 阳性，反之为 Rh 阴性。

【注意事项】

1. Rh 血型系统的抗体多由免疫刺激（输血或妊娠）产生，故一般不需做反定型实验。Rh 定型主要鉴定 D 抗原，定型时应按实际抗 D 血清试剂的使用说明书进行，并注意必须要有严格的对照试验，包括抗原的阴、阳性对照以及试剂对照试验。

2. 某些弱 D 表型需通过抗球蛋白试验、吸收放散试验或基因分型等技术才能确认。

思考题

答案解析

导致 RhD 血型鉴定出现假阴性的可能原因有哪些？

（杨　洁）

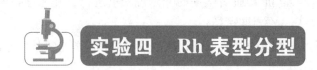 **实验四　Rh 表型分型**

微课／视频

【实验目的】

1. 掌握　盐水介质法和微柱凝胶法，Rh 表型分型的检测原理、实验操作和结果判断。

2. 熟悉　Rh 表型常用血清学表述方式。

3. 了解　Rh 表型分型的临床应用。

【实验原理】

1. 盐水介质法　用 IgM 类单克隆抗体在盐水介质中检测待检红细胞 5 种常见 Rh 抗原（D、C、E、c、e）的有无，根据检测结果判断 Rh 表型。

2. 微柱凝胶法　待检红细胞与微柱凝胶管中的 IgM 类（抗 D、抗 C、抗 E、抗 c、抗 e）单克隆抗体反应，若发生抗原抗体结合反应，形成了红细胞凝集块，离心后凝集块不能通过凝胶分子筛孔隙滞留在凝胶柱不同部位，为阳性结果；若无抗原抗体结合反应，单个红细胞离心后通过凝胶分子筛孔隙沉淀在微柱底部，为阴性结果。根据 Rh 血型分型检测卡检测结果判断 Rh 表型。

【实验仪器和材料】

1. 器材　血型血清学离心机、微柱凝胶卡配套离心机、移液器、吸头、记号笔、试管架、小试管（12mm×75mm）、滴管、光学显微镜等。

2. 试剂　IgM 类单克隆抗体血清分型试剂（抗 C、抗 c、抗 D、抗 E、抗 e）、Rh 血型分型检测卡（其中 1~5 号孔微柱中分别含有 IgM 类抗 C、抗 c、抗 D、抗 E、抗 e，6 号孔无抗体）、0.9% 氯化钠溶液。

3. 标本　EDTA‑K_2 抗凝全血标本。

【实验步骤】

1. 盐水介质法

（1）将待检血标本以 1000×g 离心 5 分钟，分离血浆并将红细胞配制成适量的 2%~5% 红细胞悬液。

（2）取 5 支洁净小试管，做好标记，分别加入抗 C、抗 c、抗 D、抗 E 和抗 e 血清分型试剂 1 滴。

（3）每支试管加入 1 滴 2%~5% 待检红细胞悬液，混匀后静置 1 分钟。

（4）试管放入血型血清学离心机，1000×g 离心 15 秒。

（5）离心结束后，轻轻取出小试管。首先观察上清液颜色，判断有无溶血；然后轻摇试管使细胞扣悬起，判断有无凝集并记录结果（必要时可借助光学显微镜判断有无凝集现象）。

（6）根据 1~5 管的反应结果，对照表 4‑1 判断待检红细胞的 Rh 表型。

2. 微柱凝胶法

（1）待检血标本分离血浆并制备 1% 红细胞悬液。

（2）将 Rh 血型分型检测卡做好标记，直立放置，撕开封口条。

（3）向第 1 至第 6 微柱反应室（孔）中分别加入 1% 红细胞悬液 50μl，静置 1 分钟。

（4）将 Rh 血型分型检测卡放入微柱凝胶卡配套离心机中，配平后离心（离心时间与离心力参照厂家试剂说明书）。

（5）取出 Rh 血型分型检测卡，第 6 孔结果为阴性，即可判读 1~5 孔的反应结果。

（6）参照表 4-1 判断待检红细胞的 Rh 表型结果。

【实验结果】

1. 盐水介质法

阳性结果：出现溶血和（或）凝集。

阴性结果：无溶血、无凝集。

2. 微柱凝胶法

阳性结果：红细胞浮在凝胶表面或部分散布于胶中，表示红细胞有对应抗原。

阴性结果：红细胞沉淀于微柱底部，表示红细胞无对应抗原。

Rh 表型判定详见表 4-1。

表 4-1　Rh 表型分型反应格局表

| 红细胞与相应抗血清反应 | | | | | 表型 | |
抗 D	抗 C	抗 c	抗 E	抗 e	F-R	Rh-Hr
+	+	−	−	+	DCCee	R1R1
+	−	+	+	−	DccEE	R2R2
+	−	+	−	+	Dccee	R0R0/R0r
+	+	−	+	−	DCCEE	RzRz
+	−	+	+	+	DccEe	R2r
+	+	−	+	+	DCCEe	R1R2
+	+	+	−	+	DCcee	R1r
+	+	+	+	−	DCcEE	R2Rz
+	+	+	+	+	DCcEe	R1R2
−	+	+	+	+	dCcEe	r″r′
−	+	−	−	+	dCCee	r′r′
−	−	+	+	−	dccEE	r″r″
−	−	+	−	+	dccee	rr
−	+	−	+	−	dCCEE	r^y r^y
−	−	+	+	+	dccEe	r″r
−	+	−	+	+	dCCEe	rf^y
−	+	+	−	+	dCcee	rf
−	+	+	+	−	DCcEE	r″r^y

注：+，凝集；−，不凝集。

【注意事项】

1. 标本应新鲜，无严重溶血、黄疸、乳糜血等影响结果判断的因素存在。

2. 封口损坏或微柱中液体干涸，Rh 血型分型检测卡均不能使用；检测卡在使用前应离心，清楚标记避免混淆。

3. Rh 血型分型检测卡第 6 孔为阴性对照孔。

4. RhD 阴性的标本，应按有关规定做进一步的确认。用 IgG 或 IgM + IgG 抗 D 试剂进行检测，未获得明确的阳性结果时，将被检者视为 RhD 阴性。

5. 若微柱底部无红细胞，微柱上层液体为红色，提示溶血，应调查是否为抗原抗体反应激活补体所致。

? 思考题

答案解析

Rh 表型分型的临床应用有哪些?

（陈亚芹 刘 鹤）

实验五　MNS 血型鉴定

【实验目的】

1. 掌握　MNS 血型鉴定的基本原理、实验操作和结果判断。
2. 熟悉　M、N、S、s 抗原的生物学特性。
3. 了解　抗 M、抗 N、抗 S 和抗 s 抗体反应的剂量效应特点。

【实验原理】

用 IgM 类特异性血清试剂（抗 M、抗 N、抗 S、抗 s）鉴定待检红细胞上有无相应的 M、N、S、s 抗原。在盐水介质中出现肉眼可见的凝集时，即说明红细胞膜上存在 IgM 抗体对应的抗原。

【实验仪器和材料】

1. 器材　滴管、小试管（12mm×75mm）、记号笔、血型血清学离心机、光学显微镜等。
2. 试剂　单克隆 IgM 类抗 M、抗 N、抗 S 和抗 s 血清，0.9%氯化钠溶液。
3. 标本　EDTA – K$_2$抗凝全血标本。

【实验步骤】

1. 将待检血标本配制成 2%～5% 红细胞悬液。
2. 取 4 支洁净小试管，做好标记，分别加入抗 M、抗 N、抗 S 和抗 s 血清试剂 1 滴。
3. 每支试管加入 1 滴 2%～5% 待检红细胞悬液，混匀后静置 1 分钟。
4. 将试管放入血型血清学离心机，1000×g 离心 15 秒。
5. 离心结束后，轻轻取出小试管。首先观察上清液颜色，判断有无溶血；然后轻摇试管使细胞扣悬起，判断有无凝集并记录结果（必要时可借助光学显微镜判断有无凝集现象）。

【实验结果】

MNS 血型鉴定结果详见表 5 – 1。

表 5 – 1　MNS 血型鉴定表

红细胞与相应血清试剂反应				表型
抗 M	抗 N	抗 S	抗 s	
+	−	/	/	MM
+	+	/	/	MN
−	+	/	/	NN
/	/	+	−	SS
/	/	+	+	Ss
/	/	−	+	ss

注：+，凝集；−，不凝集。

【注意事项】

1. 不能用酶法鉴定 MNS 血型，因为木瓜酶等酶类会破坏糖蛋白 A 和 B（GPA 和 GPB）上的抗原，造成漏检。

2. 偶尔可见 IgM 类抗 M 和抗 N 的天然抗体，可引起交叉配血试验不合；IgG 类抗 M 可引起早产、胎儿与新生儿溶血病和溶血性输血反应。

思考题

答案解析

1. 为何不能用酶法鉴定 MNS 血型？

2. 抗 M 与 MM 表型红细胞的凝集强度大于 MN 表型红细胞，为什么？

（陈亚芹）

实验六　P1PK 血型鉴定

【实验目的】

1. 掌握　P1PK 血型鉴定的基本原理、实验操作和结果判断。
2. 熟悉　抗 P1 抗体的生物学特性。
3. 了解　P1PK 血型系统抗原类型及形成过程。

【实验原理】

用 IgM 类特异性血清试剂抗 P1 来鉴定待检红细胞上有无相应的 P1 抗原。有 P1 抗原为 P1 表型，无 P1 抗原为 P2 表型。

【实验仪器和材料】

1. 器材　滴管、小试管（12mm×75mm）、记号笔、血型血清学离心机、光学显微镜等。
2. 试剂　抗 P1 分型血清、P1 和 P2 型 2%~5% 红细胞悬液、0.9% 氯化钠溶液。
3. 标本　EDTA−K$_2$ 抗凝全血标本。

【实验步骤】

1. 将待检血标本配制成 2%~5% 红细胞悬液。
2. 取 3 支洁净小试管，标记待检、P1 对照和 P2 对照，分别加入 1 滴抗 P1 分型血清。
3. 3 支试管分别加入 1 滴 2%~5% 待检红细胞悬液、P1 红细胞悬液、P2 红细胞悬液，混匀。振摇小试管，室温反应 5~15 分钟。
4. 将试管放入血型血清学离心机，1000×g 离心 15 秒。
5. 离心结束后，轻轻取出小试管。首先观察上清液颜色，判断有无溶血；然后轻摇试管使细胞扣悬起，判断有无凝集并记录结果（必要时可借助光学显微镜判断有凝集现象）。

【实验结果】

P1PK 血型结果详见表 6−1。

表 6−1　P1PK 血型鉴定表

红细胞与抗 P1 分型血清反应			表型
待检红细胞	P1 红细胞	P2 红细胞	
+	+	−	P1
−	+	−	P2

注：P1 对照凝集，P2 对照不凝集，实验结果可靠。+，凝集；−，不凝集。

【注意事项】

1. 抗 P1 是 IgM 类冷抗体，4℃ 为最适反应温度。

2. P1PK 血型鉴定的反应时间应严格控制在 5 ~ 15 分钟，太长会出现假阳性。

3. 储存期的红细胞 P1 抗原性减弱，因此做血型定型时宜使用新鲜血液标本。

？思考题

答案解析

P1PK 血型鉴定试验的最佳反应温度是多少？

（陈亚芹）

实验七　唾液中 HAB 血型物质测定

【实验目的】

1. 掌握　唾液 HAB 血型物质测定的原理和方法。
2. 熟悉　唾液 HAB 血型物质测定的临床意义及注意事项。
3. 了解　唾液标本的要求和处理方法。

【实验原理】

人唾液中 HAB 血型物质为可溶性的半抗原，可特异性地结合相应血型抗体，从而抑制该抗体与红细胞膜上 HAB 血型物质的结合。所以，利用凝集抑制试验可以检测受检者唾液中是否含有血型物质及其类型，辅助 ABO 亚型的分类以及特殊情况下血型的鉴定。

【实验仪器和材料】

1. 器材　小试管（12mm×75mm）、玻璃试管（15mm×100mm）、烧杯、移液器、电磁炉、血型血清学离心机、光学显微镜等。
2. 试剂　抗 A_1、抗 B、抗 H 血清试剂；2% 的 A_1、B 和 O 型试剂红细胞悬液；0.9% 氯化钠溶液；已知 H 分泌型和非分泌型唾液（用于阳性或阴性对照）。
3. 标本　待检者自然流出的唾液 5～10ml（漱口后留取）。

【实验步骤】

1. 用 0.9% 氯化钠溶液倍比稀释抗 A_1、抗 B 和抗 H 血清，向稀释后的抗血清中加入对应的 2% A_1、B 和 O 型试剂红细胞悬液，1000×g 离心 15 秒后观察各管的凝集结果，将抗血清与相应红细胞凝集强度达到 2+～3+ 的最高稀释度作为抗 A_1、抗 B 和抗 H 血清的最适稀释度。

2. 待检者唾液 1000×g 离心 10 分钟，收集上清液到一个新的玻璃试管，沸水煮 10 分钟，再 1000×g 离心 10 分钟，留取上清液检测。

3. 取 5 支试管，分别标记为抗 A、抗 B、抗 H、阴性对照和阳性对照。按照表 7-1 配制反应体系并进行试验。

表 7-1　唾液中血型物质测定的操作步骤

反应物（滴）	抗 A 管	抗 B 管	抗 H 管	阴性对照管	阳性对照管
受检者唾液	1	1	1	-	-
分泌型唾液	-	-	-	-	1
非分泌型唾液	-	-	-	1	-
最适稀释度抗 A_1 血清	1	-	-	-	-
最适稀释度抗 B 血清	-	1	-	-	-
最适稀释度抗 H 血清	-	-	1	1	1
混匀，室温静置 10 分钟					

续表

反应物（滴）	抗 A 管	抗 B 管	抗 H 管	阴性对照管	阳性对照管
2% A_1 型红细胞	2	-	-	-	-
2% B 型红细胞	-	2	-	-	-
2% O 型红细胞	-	-	2	2	2

混匀，室温静置 1 小时或 1000×g 离心 1 分钟，轻摇试管观察结果

4. 最好同时用盐水代替唾液作为试剂对照，其他步骤同测定管。

【实验结果】

1. 观察并记录测定管以及对照管的凝集强度：阴性对照管的凝集强度一般应为（2 +~3 +）；阳性对照管凝集强度应为（ - ）；盐水对照管凝集强度应大于相应的唾液测定管。

2. 在抗 A、抗 B、抗 H 试管中，任何一管出现红细胞不凝集，表示受检唾液中存在相应的血型物质，详见表 7 - 2。

3. 若待测管出现凝集，但凝集强度弱于盐水对照管，说明待检标本 HAB 血型物质的量少，为弱分泌型。

表 7 - 2　唾液中血型物质测定结果

	抗 A 管	抗 B 管	抗 H 管	阴性对照管	阳性对照管	盐水对照管
非分泌型	2 +~3 +	2 +~3 +	2 +~3 +	2 +~3 +	-	2 +~3 +
A 型分泌型	-	2 +~3 +	1 +~3 +	2 +~3 +	-	2 +~3 +
B 型分泌型	2 +~3 +	-	1 +~3 +	2 +~3 +	-	2 +~3 +
O 型分泌型	2 +~3 +	2 +~3 +	-	2 +~3 +	-	2 +~3 +
AB 型分泌型	-	-	1 +~3 +	2 +~3 +	-	2 +~3 +

【注意事项】

1. 唾液在加热前应先离心去除沉淀及细胞，以避免组织细胞释放 HAB 血型物质，使非分泌型出现假阳性。

2. 如需得到清晰的不含黏液的液体唾液，可将收集到的唾液冰冻保存 3 天后再融化离心。

3. 根据试验完成的时间，对标本进行冷藏或冷冻处理。若试验在几小时内可完成，可将标本放入 4℃冷藏；若试验不能一天完成，可将标本冻存在 - 20℃，在此温度唾液标本可保存数年。

4. 同时做盐水对照试验的目的是防止漏检弱分泌型，可以通过比较两者的凝集强度进行判断。若盐水对照管的抗体未与指示细胞凝集，则表明唾液试验结果无效，原因可能是试剂的稀释倍数太大，需重新确定抗血清的最适稀释度。

5. 抗血清使用前应进行标准化校正，确保抗血清的最适稀释度准确，避免出现假阳性或假阴性结果。

6. HAB 血型物质测定只能作为 ABO 血型鉴定的辅助试验。

答案解析

思考题

1. 唾液中 HAB 血型物质测定试验中为何需要做盐水对照管?

2. 唾液中 HAB 血型物质测定的临床应用有哪些?

（孙爱琴　刘　鹤）

实验八　红细胞意外抗体筛查试验

【实验目的】

1. 掌握　红细胞意外抗体筛查试验的原理、方法和结果判读。

2. 熟悉　红细胞意外抗体筛查试验的临床意义和方法学特点。

3. 了解　抗体筛查红细胞须表达抗原的红细胞血型系统。

【实验原理】

为检出血浆/血清中的意外抗体，应用特定的抗体筛查红细胞（通常为 2～3 个 O 型供者红细胞组成）与待检者血浆/血清反应，根据反应结果判断待检血浆/血清中是否有红细胞意外抗体以及抗体的类别。

【实验仪器和材料】

1. 器材　37℃水浴箱、血型血清学离心机、37℃恒温孵育仪、微柱凝胶卡配套离心机、移液器、光学显微镜、小试管（12mm×75mm）、记号笔。

2. 试剂　2%～5%抗体筛查红细胞（Ⅰ、Ⅱ、Ⅲ号）、0.9%氯化钠溶液、多特异性抗人球蛋白试剂、抗人球蛋白微柱凝胶卡、2%～5% IgG 抗 D 致敏的 RhD 阳性红细胞。

3. 标本　待检 EDTA－K_2抗凝全血标本。血清标本常用于检测补体结合的抗体。

【实验步骤】

标本处理：将待检标本离心分离出血浆并制备红细胞悬液。

1. 盐水介质法

（1）标记好 4 支试管，分别为：Ⅰ、Ⅱ、Ⅲ号和自身对照管。

（2）各管分别加待检者血浆 2 滴，第Ⅰ、Ⅱ、Ⅲ号管分别加入 2%～5% Ⅰ、Ⅱ、Ⅲ号筛查红细胞 1 滴，自身对照管加入 2%～5% 待检者红细胞悬液 1 滴，混匀。

（3）1000×g 离心 15 秒，轻轻摇动试管，肉眼观察有无凝集或溶血，记录各管盐水介质反应情况，如结果可疑，可使用光学显微镜观察。

2. 试管抗球蛋白法

（1）标记好 4 支试管，分别为：Ⅰ、Ⅱ、Ⅲ号和自身对照管。

（2）各管分别加待检者血浆 2 滴，第Ⅰ、Ⅱ、Ⅲ号管分别加入 2%～5% Ⅰ、Ⅱ、Ⅲ号筛查红细胞 1 滴，自身对照管加入 2%～5% 待检者红细胞悬液 1 滴，混匀。

（3）将 4 支试管置于 37℃水浴箱中孵育 30 分钟。

（4）取出 4 支试管，1000×g 离心 15 秒，观察有无凝集或溶血，记录各管反应结果。

（5）再分别用 0.9%氯化钠溶液洗涤三次，末次洗涤后，尽量将上清液全部弃去，各管分别加入多特异性抗人球蛋白试剂 2 滴，1000×g 离心 15 秒，轻轻摇动试管，肉眼观察有无凝集或溶血，记录抗球蛋白试验各管反应情况，如结果可疑，可使用光学显微镜观察。

（6）向阴性结果管中加入 1 滴 2%~5% IgG 抗 D 致敏的 RhD 阳性红细胞悬液 1 滴，若出现凝集，则阴性结果可靠，若未出现凝集，则试验无效，需查找原因。

3. 抗人球蛋白微柱凝胶法

（1）0.8%~1% 红细胞悬液制备。将 2%~5% 筛查红细胞悬液按一定比例加入相应量 0.9% 氯化钠溶液，制备成 0.8%~1% 筛查红细胞悬液；取待检者压积红细胞 10μl，加入到 1ml 0.9% 氯化钠溶液中，配置成 0.8% 红细胞悬液备用。

（2）将抗人球蛋白微柱凝胶卡做好标记，分别为：Ⅰ、Ⅱ、Ⅲ号和自身对照管，撕开铝箔备用。

（3）将 0.8%~1% 的Ⅰ、Ⅱ、Ⅲ号筛查红细胞、待检者红细胞悬液各 50μl 分别加入到相应微孔中。

（4）将 25μl 待检者血浆分别加入各微孔中。

（5）将抗人球蛋白微柱凝胶卡放置于 37℃ 恒温孵育仪孵育 15 分钟后在微柱凝胶卡配套离心机离心 5 分钟（按厂家要求）。

（6）将离心好后的抗人球蛋白微柱凝胶卡取出，肉眼观察结果，记录抗人球蛋白微柱凝胶卡各微孔反应情况。

【实验结果】

1. 若将血清标本用于红细胞意外抗体筛查试验，结果出现溶血视为阳性反应。

2. 待检者自身对照管应无凝集、无溶血。

3. 盐水介质法、试管抗球蛋白法、抗人球蛋白微柱凝胶法，Ⅰ、Ⅱ、Ⅲ号抗体筛查红细胞任何一管出现 ±~4+ 凝集者为抗体筛查试验阳性；盐水介质法凝集，提示意外抗体可能为 IgM 性质；抗球蛋白法凝集，则提示意外抗体为 IgG 性质或 37℃ 有反应活性的 IgM 抗体。

4. 抗人球蛋白微柱凝胶法，阳性：凝集的红细胞在微柱表面形成一条红线，或凝集物分散在微柱中；阴性：红细胞在微柱底部形成密集的扣形物。

【注意事项】

1. 盐水介质法一般不单独使用，应至少和一种能检测 IgG 抗体的方法组合使用。

2. 待检者自身对照管应无凝集、无溶血，若出现凝集或溶血则提示可能存在自身抗体；若受检者还有输血史或妊娠史，则自身抗体、同种抗体均可能存在，需要应用其他试验进行确定。

3. 对有妊娠史或输血史及交叉配血不合的患者，应进行意外抗体筛查试验。

4. 必要时献血者宜进行意外抗体筛查试验。

5. 意外抗体筛查试验阴性，不代表受检者体内无意外抗体，只是提示缺乏与筛查红细胞起反应的抗体，也可能存在低效价、低亲和力以及针对低频抗原的抗体。

6. 采用试管抗球蛋白法时，红细胞应充分洗涤，否则残留的血浆蛋白中和抗球蛋白试剂，出现假阴性结果；洗涤过程应连续轻柔，否则抗体可能从红细胞上逐渐脱落下来成为游离抗体，出现假阴性结果。

7. 采用抗人球蛋白微柱凝胶法时，血浆标本需充分抗凝，血清标本需充分去除纤维蛋白，否则易出现假阳性结果。

8. 试验所使用的红细胞浓度和抗人球蛋白微柱凝胶卡的试验操作，具体可参照相应厂家试剂说明书。

9. 紧急抢救等情况下，可采用聚凝胺法进行意外抗体筛查试验。

10. 用于意外抗体筛查的红细胞抗原格局表见表 8 –1。

表 8 –1　意外抗体筛查红细胞抗原格局表

序号	Rh					Kidd		MNS				Duffy		Kell		Lewis		P1PK	Xg	Diego
	D	C	E	c	e	Jk^a	Jk^b	M	N	S	s	Fy^a	Fy^b	K	k	Le^a	Le^b	P1	Xg^a	Di^a
I	+	+	–	–	+	–	+	+	–	–	+	–	+	+	+	+	–	+	+	–
II	+	–	+	+	–	+	–	–	+	+	+	+	–	–	+	–	+	–	+	+
III	+	+	+	+	+	+	–	+	–	+	–	+	–	–	+	–	+	+	+	–

注：+，抗原阳性；–，抗原阴性。

答案解析

？思考题

1. 什么是意外抗体？意外抗体有什么临床意义？
2. 为什么意外抗体筛查需结合多种介质进行？

（陈凤花）

实验九　红细胞意外抗体鉴定试验

微课/视频

【实验目的】

1. **掌握**　红细胞意外抗体鉴定试验的原理、方法。
2. **熟悉**　红细胞意外抗体鉴定试验的方法学特点。
3. **了解**　抗体鉴定试剂红细胞应表达的红细胞血型系统抗原。

【实验原理】

对红细胞意外抗体筛查试验阳性的待检者应进行抗体鉴定试验，进一步检测以明确其抗体特异性。根据抗体鉴定试剂红细胞组（红细胞数量通常为 10～16 个）与待检者血浆/血清反应的结果及待检者红细胞表型加以判定。

【实验仪器和材料】

1. **器材**　37℃水浴箱、血型血清学离心机、37℃恒温孵育仪、微柱凝胶卡配套离心机、微量移液器、光学显微镜、小试管（12mm×75mm）、记号笔。
2. **试剂**　2%～5%抗体鉴定试剂红细胞、0.9%氯化钠溶液、多特异性抗人球蛋白试剂、抗人球蛋白微柱凝胶卡、2%～5% IgG 抗 D 致敏的 RhD 阳性红细胞。
3. **标本**　待检 EDTA－K_2抗凝全血。血清标本常用于检测补体结合的抗体。

【实验步骤】

标本处理：将待检标本离心分离出血浆并制备待检者红细胞悬液。

1. 盐水介质法

（1）按照抗体鉴定试剂红细胞的数量，标记好相应数量的试管和自身对照管。

（2）各管分别加入待检者血浆 2 滴，自身对照管加入 2%～5%待检者红细胞悬液 1 滴，其余试管依次加入 2%～5%抗体鉴定试剂红细胞各 1 滴，混匀。

（3）1000×g 离心 15 秒，轻轻摇动试管，肉眼观察有无凝集或溶血，记录各管盐水介质反应情况，如结果可疑时，可使用光学显微镜观察。

2. 试管抗球蛋白法

（1）按照抗体鉴定试剂红细胞的数量，标记好相应数量的试管和自身对照管。

（2）各管分别加入待检者血浆 2 滴，自身对照管加入 2%～5%待检者红细胞悬液 1 滴，其余试管依次加入 2%～5%抗体鉴定试剂红细胞各 1 滴，混匀。

（3）将所有试管置于 37℃水浴箱中孵育 30 分钟。

（4）取出所有试管，1000×g 离心 15 秒，观察有无凝集或溶血，记录各管反应结果。

（5）再分别用 0.9%氯化钠溶液洗涤三次，末次洗涤后，尽量将上清液全部弃去，各管分别加入多特异性抗人球蛋白试剂 2 滴，1000×g 离心 15 秒，轻轻摇动试管，肉眼观察有无凝集或溶血，记录抗球蛋白试验各管反应情况，如结果可疑，可使用光学显微镜观察。

（6）向阴性结果管中加入 1 滴 2%~5% IgG 抗 D 致敏的 RhD 阳性红细胞悬液 1 滴，若出现凝集，则阴性结果可靠；若未出现凝集，则试验无效，需查找原因。

3. 抗人球蛋白微柱凝胶法

（1）将抗体鉴定试剂红细胞和待检者血液分别配制成 1% 的红细胞悬液备用。

（2）按照抗体鉴定试剂红细胞的数量，在抗人球蛋白微柱凝胶卡上做好相应数量管的标记和自身对照管，撕开铝箔备用。

（3）将 1% 的抗体鉴定试剂红细胞、待检者红细胞悬液各 50μl 分别加入到相应微孔中。

（4）将 25μl 待检者血浆分别加入各微孔中。

（5）将抗人球蛋白微柱凝胶卡放置于 37℃ 恒温孵育仪孵育 15 分钟后在微柱凝胶卡配套离心机离心 5 分钟（按厂家要求）。

（6）将离心好的抗人球蛋白微柱凝胶卡取出，肉眼观察结果，记录抗人球蛋白微柱凝胶卡各微孔反应情况。

【实验结果】

1. 若将血清标本用于红细胞意外抗体鉴定试验，结果出现溶血视为阳性反应。

2. 待检者自身对照管应无凝集、无溶血。

3. 根据盐水介质法、试管抗球蛋白法、抗人球蛋白微柱凝胶法反应格局，结合待检者红细胞表型分析等，可判断意外抗体特异性；盐水介质法凝集，提示意外抗体可能为 IgM 性质，抗球蛋白法凝集，则提示意外抗体为 IgG 性质或 37℃ 有反应活性的 IgM 抗体。

4. 用于意外抗体鉴定的红细胞抗原格局表，见表 9-1。

表 9-1　意外抗体鉴定试剂红细胞抗原格局表

序号	Rh					Kidd		MNS					Duffy		Diego		Kell		Lewis		P1PK	Do		Yt	
	D	C	E	c	e	Jk^a	Jk^b	M	N	S	s	Mur	Fy^a	Fy^b	Di^a	Di^b	K	k	Le^a	Le^b	P1	Do^a	Do^b	Yt^a	Yt^b
1	+	-	+	+	+	+	-	+	-	+	+	-	+	-	-	/	-	+	-	+	+	/	/	/	/
2	+	+	-	+	+	+	-	-	+	+	+	-	+	+	-	/	-	+	-	+	+	/	/	/	/
3	+	+	+	-	-	+	-	+	+	+	-	-	+	-	+	/	-	+	+	-	+	/	/	/	/
4	+	-	+	+	-	+	+	-	+	-	+	-	+	+	-	/	-	+	-	+	+	/	/	/	/
5	+	-	-	+	+	+	+	+	-	+	+	-	-	+	-	+	-	+	-	-	+	/	/	+	-
6	+	+	-	+	+	+	+	-	+	+	+	-	+	-	-	+	-	+	+	-	+	/	/	/	/
7	-	+	+	+	+	+	-	+	+	-	+	-	-	+	-	+	-	+	-	+	+	/	/	/	/
8	+	-	-	+	+	-	+	+	-	-	+	-	+	+	-	+	-	+	+	-	+	/	/	/	/
9	-	-	-	+	+	+	+	-	+	+	+	-	+	-	-	+	-	+	-	+	+	/	/	+	-
10	+	+	+	+	+	-	+	+	+	-	+	+	+	-	-	+	+	+	+	+	+	/	/	/	/

注：+，抗原阳性；-，抗原阴性。

【注意事项】

1. 盐水介质法一般不单独使用，应至少和一种能检测 IgG 抗体的方法组合使用。

2. 意外抗体鉴定一般采用与意外抗体筛查相同的检测方法。

3. 待检者自身对照管应无凝集、无溶血，若出现凝集或溶血则提示可能存在自身抗体；若受检者还有输血史或妊娠史，则自身抗体、同种抗体均可能存在，需应用其他试验进行确定。

4. 采用试管抗球蛋白法时，红细胞应充分洗涤，否则残留的血浆蛋白中和抗人球蛋白试剂，出现假阴性结果；洗涤过程应连续轻柔，否则抗体可能从红细胞上逐渐脱落下来成为游离抗体，出现假阴性结果。

5. 采用抗人球蛋白微柱凝胶法时，血浆标本需充分抗凝，血清标本需充分去除纤维蛋白，否则易出现假阳性结果。

6. 试剂厂家不同，抗体鉴定试剂红细胞的个数和浓度会有所不同，常为 10～16 个鉴定试剂红细胞，试验所使用的细胞浓度和抗人球蛋白微柱凝胶卡的试验操作，具体可参照相应厂家试剂说明书。

7. 对于一些无法明确抗体特异性的标本，可增加其他试验如酶试验、聚凝胺试验、吸收放散试验等，有助于进一步确定抗体特异性。

？思考题

答案解析

1. 意外抗体筛查试验与抗体鉴定试验有哪些异同点？
2. 意外抗体鉴定试验能否鉴定出所有的意外抗体？

（陈凤花）

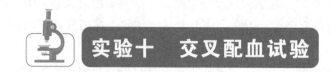

实验十 交叉配血试验

一、盐水介质法

【实验目的】

1. 掌握　盐水介质法交叉配血试验的实验原理和操作步骤。

2. 熟悉　盐水介质法交叉配血试验的实验结果判读。

3. 了解　盐水介质法交叉配血试验的注意事项。

【实验原理】

红细胞血型抗原能与血浆（血清）中相应的血型抗体结合。人类 ABO 血型抗体以 IgM 抗体为主，此种抗体可与盐水介质中悬浮红细胞膜表面抗原结合，使红细胞出现肉眼可见的凝集。离心时可加速抗原抗体结合速度。利用凝集反应进行交叉配血试验以反映供受者血液相容性。

【实验仪器和材料】

1. 器材　血型血清学离心机、光学显微镜、37℃恒温水浴箱、小试管（12mm×75mm）、滴管、记号笔、载玻片等。

2. 试剂　0.9% 氯化钠溶液。

3. 标本　献血者抗凝血（来自血辫）、受血者 EDTA – K_2 抗凝血各 2ml。

【实验步骤】

1. 标本处理。将献血者和受血者标本离心分离出血浆并分别制备 2%～5% 红细胞悬液，做好标记。

2. 取洁净小试管 2 支，分别标注主侧管和次侧管。

3. 主侧管中加入受血者血浆 2 滴、献血者 2%～5% 红细胞悬液 1 滴，加入后轻轻混匀；次侧管中加入献血者血浆 2 滴、受血者 2%～5% 红细胞悬液 1 滴，加入后轻轻混匀。

4. 将两支试管放入离心机，1000×g 离心 15 秒。

5. 小心取出试管，肉眼观察上清液有无溶血现象；轻摇试管至红细胞扣分散成均匀的红细胞悬液，肉眼观察有无红细胞的凝集；如肉眼不能明确判断凝集情况，用滴管从试管内吸取混合液 1 滴，均匀滴放在洁净载玻片上，显微镜下低倍镜观察有无红细胞凝集。

【实验结果】

1. 受血者和献血者两血相容　主侧管和次侧管红细胞无凝集、无溶血，表明受血者和献血者盐水介质配血相容。

2. 受血者和献血者两血不相容　主侧管和（或）次侧试管内出现红细胞凝集和（或）溶血，表明受血者和献血者盐水介质配血不相容。

【注意事项】

1. 溶血为阳性结果，临床意义同红细胞凝集，溶血原因可能与受血者血浆中补体活性较高，引起红细胞溶解有关。溶血标本不得用于交叉配血试验。

2. 可使用试管法或微柱凝胶法进行检测，不能用玻片法进行交叉配血试验。

3. 全血标本可不经抗凝处理，静脉取血后置室温下，待血液自然凝固后分离血清和红细胞。

4. 冬季室温较低，若疑为自身冷凝集素导致的红细胞凝集，可将主侧管和次侧管置于37℃水浴箱内，轻轻摇动试管，取出试管后立即吸取红细胞悬液滴放在洁净玻片上，显微镜下观察有无红细胞凝集。

5. 红细胞悬液中加入血浆（血清）后，应立即离心，观察结果，室温放置时间对试验结果影响较大；离心速度和时间根据离心机的型号而选择。

6. 应用盐水介质交叉配血试验出现红细胞凝集或溶血时，首先复核受血者和献血者的 ABO 血型，排除因 ABO 血型鉴定错误导致的不相容。

7. 在临床上，只有受血者血清意外抗体筛查试验阴性时，或已明确为临床无意义抗体以及受血者无输血史和妊娠史等情况下，才进行盐水交叉配血试验。

8. 盐水介质法交叉配血试验仅能检出 IgM 类红细胞血型抗体，而不适用于 IgG 类不完全性红细胞血型抗体的检出。由于临床最常见的迟发性溶血性输血反应是由 ABO 血型以外的其他血型的 IgG 类抗体所致，临床实际工作中应同时增加一种可检出不完全性抗体的交叉配血方法（如抗球蛋白法、聚凝胺法），防止此类抗体漏检。

二、抗球蛋白介质法

【实验目的】

1. 掌握　抗球蛋白介质法交叉配血试验的实验原理和操作步骤。
2. 熟悉　抗球蛋白介质法交叉配血试验的实验结果判读。
3. 了解　抗球蛋白介质法交叉配血试验的注意事项。

【实验原理】

抗球蛋白试验是检测不完全抗体（主要是 IgG 类血型抗体）的主要方法之一。盐水介质中，IgG 类血型抗体能与红细胞膜上相应抗原结合，使红细胞致敏，但不能引起相邻红细胞发生凝集。动物（如马、鼠、兔等）产生的抗人球蛋白抗体（二抗）的 Fab 片段能与致敏红细胞膜上的 IgG 类血型抗体（一抗）的 Fc 段发生结合反应。使原来已致敏的红细胞发生凝集。因此，采用此法可检出血清中是否存在不完全抗体。

【实验仪器和材料】

1. 器材　血型血清学离心机、光学显微镜、37℃恒温水浴箱、小试管（12mm×75mm）、滴管、记号笔、载玻片。
2. 试剂　0.9％氯化钠溶液、抗人球蛋白试剂、人源性 IgG 抗 D 标准血清、O 型试剂红细胞悬液等。

3. 标本 献血者抗凝血（来自血辫）、受血者 EDTA – K$_2$抗凝血各 2ml。

【实验步骤】

1. 标本处理。分别将献血者和受血者标本分离出血浆并制备 2%～5% 红细胞悬液。

2. 取洁净小试管 6 支，分别标注主侧管、次侧管、阳性对照、阴性对照、献血者 0.9% 氯化钠溶液对照和受血者 0.9% 氯化钠溶液对照。

3. 检测管加样

（1）主侧管中加入受血者血浆 2 滴、献血者 2%～5% 红细胞悬液 1 滴。

（2）次侧管中加入献血者血浆 2 滴、受血者 2%～5% 红细胞悬液 1 滴。

4. 对照组设置

（1）阳性对照 加入 2%～5% 人源性 IgG 类抗 D 标准血清致敏的 RhD 阳性红细胞悬液 1 滴。

（2）阴性对照 加入 2%～5% O 型试剂红细胞悬液 1 滴。

（3）0.9% 氯化钠溶液对照 献血者 0.9% 氯化钠溶液对照中加入 2%～5% 献血者红细胞悬液 1 滴、0.9% 氯化钠溶液 1 滴；受血者 0.9% 氯化钠溶液对照加入 2%～5% 受血者红细胞悬液 1 滴、0.9% 氯化钠溶液 1 滴。

5. 上述各管轻轻混匀后，37℃ 水浴 30 分钟；取出后分别用 0.9% 氯化钠溶液洗涤红细胞 3 次，弃去上清液。

6. 各试管内加入抗人球蛋白试剂 2 滴，1000×g 离心 15 秒，用滴管从试管内吸取混合液 1 滴，均匀滴放在洁净玻片上，显微镜下观察有无红细胞凝集。

【实验结果】

1. 对照组结果判断 献血者、受血者 0.9% 氯化钠溶液对照管内红细胞不凝集，阳性对照管红细胞凝集，阴性对照管红细胞不凝集，方可进行受检管结果判断。

2. 检测管结果判断

（1）受血者和献血者两血相容 主侧和次侧管内红细胞均不凝集、不溶血，表明两血相容，即为配血成功。

（2）受血者和献血者两血不相容 主侧和（或）次侧管内出现红细胞凝集和（或）溶血，表明受血者和献血者两血不相容，即为配血不成功。

【注意事项】

1. 检测应设置阳性对照、阴性对照及 0.9% 氯化钠溶液对照。

2. 为排除前带现象，抗人球蛋白试剂应按照说明书稀释至最适浓度。

3. 洗涤红细胞的制备应不间断地迅速完成，避免细胞上的抗体释放出来。

4. 因抗球蛋白试验形成的红细胞凝集强度较弱，故振摇观察结果时力度应适度，避免将松散的红细胞凝块摇散，误判为假阴性。

三、聚凝胺介质法

【实验目的】

1. 掌握 聚凝胺介质法交叉配血试验的操作步骤。

2. 熟悉　聚凝胺介质法交叉配血试验的实验原理。

3. 了解　聚凝胺介质法交叉配血试验的结果判读。

【实验原理】

低离子介质降低溶液离子强度的作用可以减少红细胞周围的阳离子云，并促进血清（血浆）中血型抗体与红细胞膜上相应抗原结合。聚凝胺（polybrene）是一种高价阳离子季铵盐多聚物，溶解后产生较多的正电荷，中和红细胞表面的负电荷，减弱红细胞间的排斥力，缩短红细胞间距。在低离子介质中，聚凝胺可引起正常红细胞形成可逆性的非特异性凝集，同时也使 IgG 类抗体直接凝集红细胞。在加入枸橼酸重悬液后，由聚凝胺引起的红细胞非特异凝集可因重悬液中和电荷的作用而消失，而由血型抗体介导的特异性凝集则不会消失。

【实验仪器和材料】

1. 器材　血型血清学离心机、光学显微镜、小试管（12mm×75mm）、滴管、记号笔、载玻片。

2. 试剂　0.9%氯化钠溶液、低离子介质、聚凝胺溶液、重悬液、抗 D 血清试剂、正常 AB 型血浆（清）、RhD 阳性 O 型红细胞。

3. 标本　献血者抗凝血（来自血辫）、受血者 EDTA-K$_2$抗凝血各2ml。

【实验步骤】

1. **标本处理**　分别将献血者和受血者标本分离出血浆并制备2%~5%红细胞悬液。

2. 取洁净小试管 4 支，分别标注主侧管、次侧管、阳性对照和阴性对照。

3. **检测管加样**　主侧管加入受血者血浆 2 滴和献血者 2%~5% 红细胞悬液 1 滴；次侧管加入献血者血浆 2 滴和受血者 2%~5% 红细胞悬液 1 滴。

4. 对照组设置

（1）阳性对照　加入抗 D 血清 2 滴、2%~5% RhD 阳性 O 型红细胞悬液 1 滴。

（2）阴性对照　加入正常人 AB 型血浆 2 滴、2%~5% RhD 阳性 O 型红细胞悬液 1 滴。

5. 上述各管轻轻摇动混匀后，分别加入低离子介质 0.6ml，再次混匀，室温放置 1 分钟。

6. 各管中分别加入聚凝胺溶液 2 滴，混匀。

7. 1 000×g 离心 15 秒，弃去上清液后，轻摇试管观察结果。如形成凝块，继续试验；如未形成凝块，则重做试验。

8. 上述各管分别加入重悬液 2 滴，轻轻混匀，肉眼观察结果。

9. 用滴管分别从主侧管和次侧管内吸取红细胞悬液各 1 滴，均匀滴放在载玻片上，于显微镜下观察结果。

【实验结果】

1. 受血者和献血者两血相容　如主侧和次侧管内红细胞凝集散开，则为聚凝胺引起的非特异性凝集，表明受血者和献血者两血相容，配血成功，可以输血。

2. 受血者和献血者两血不相容　如主侧和（或）次侧管内红细胞凝集不散开，则为血型抗原抗体结合引起的特异性凝集反应，表明受血者和献血者两血不相容，配血不成功，不可以输血。

【注意事项】

1. 溶血标本不能用于交叉配血试验。

2. 加入聚凝胺溶液后，应观察到凝集现象，否则重做试验。

3. 加入重悬液后应在 1 分钟内观察结果，避免反应减弱或消失。

4. 肝素能中和聚凝胺，故对肝素抗凝标本或透析患者标本须多加聚凝胺溶液来中和肝素。

5. 聚凝胺介质交叉配血试验不能检出抗 K 的抗体，但中国汉族尚未发现 K 抗原阳性者，亦未检出抗 K 抗体。因此国内临床输血时，采用聚凝胺介质进行交叉配血试验是较安全的。

四、微柱凝胶介质法

【实验目的】

1. 掌握　微柱凝胶介质法交叉配血试验的实验原理。

2. 熟悉　微柱凝胶介质法交叉配血试验的操作步骤。

3. 了解　微柱凝胶介质法交叉配血试验的实验结果判读和注意事项。

【实验原理】

使用特定的葡聚糖凝胶等做成微型凝胶柱，其中含有抗人球蛋白试剂。在凝胶分子筛作用下，相应红细胞血型抗原抗体发生特异性凝集形成的团块，因体积较大不能通过凝胶柱，留在微柱上层，而未发生特异性凝集的红细胞以单个分散形式存在，在离心力作用下，可通过凝胶分子筛，下沉到凝胶柱管底。

【实验仪器和材料】

1. 器材　血型血清学离心机、微柱凝胶卡、微柱凝胶卡配套孵育器、微柱凝胶卡配套离心机、滴管、记号笔。

2. 试剂　0.9% 氯化钠溶液。

3. 标本　献血者抗凝血（来自血辫）、受血者 EDTA – K_2 抗凝血各 2ml。

【实验步骤】

1. 标本处理。分别将献血者和受血者标本分离出血浆和制备 0.8%～1% 红细胞悬液。

2. 在微柱凝胶反应卡上标注主侧孔、次侧孔。

3. 取受血者血浆 1 滴、献血者 0.8%～1% 红细胞悬液 1 滴，加入到主侧孔内；取献血者血浆 1 滴、受血者 0.8%～1% 红细胞悬液 1 滴，加入到次侧孔内。

4. 将凝胶卡放在微柱凝胶卡配套孵育器中，经 37℃ 孵育 15 分钟。

5. 取出凝胶卡，放到微柱凝胶卡配套离心机中，离心。

6. 取出凝胶卡，肉眼观察实验结果。

【实验结果】

1. 受血者和献血者两血相容　主侧孔和次侧孔红细胞均完全沉降于凝胶管底部，判为阴性，表明受血者和献血者两血相容，为配血成功，可以输血。

2. 受血者和献血者两血不相容　主侧孔和（或）次侧孔内出现红细胞凝集或（1＋~4＋）溶血，表明受血者和献血者两血不相容，为配血失败，不可以输血。

【注意事项】

1. 溶血标本不能用于交叉配血试验。
2. 微柱凝胶卡配套离心机的离心速度和时间根据具体离心机说明书设定。
3. 微柱凝胶介质法交叉配血试验适用于检测 IgM 类完全红细胞血型抗体以及 IgG 类不完全红细胞血型抗体。
4. 若红细胞标本被细菌污染，会出现假阳性反应。尽可能应用新鲜血标本进行检测。如不得不用过夜或陈旧血样，则先用该标本做阴性对照试验，以确定该标本是否适用本实验。

？思考题

答案解析

1. 不同方法交叉配血试验的优缺点分别是什么？
2. 抗球蛋白介质法交叉配血试验的影响因素有哪些？

（刘　琰）

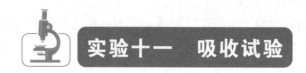 实验十一 吸收试验

微课/视频

一、冷抗体吸收试验

【实验目的】

1. **掌握** 冷抗体吸收试验的原理、步骤及结果判读。
2. **熟悉** 冷抗体吸收试验的注意事项。
3. **了解** 冷热抗体的特性有何不同。

【实验原理】

含有已知（或未知）效价和特异性抗体的血清中加入未知（或已知）相应抗原的红细胞，放置 4℃ 冰箱中孵育。如果血清中存在针对红细胞抗原的抗体，特别是冷抗体，抗体可以与红细胞表面的相应抗原结合，血清中的抗体效价就会下降，从而可推测出红细胞表面抗原（或血清抗体）的特异性。因此，这种实验方法既可以用已知抗体鉴定未知抗原的特异性及强度，也可以用已知抗原鉴定未知抗体，还可以用来去除患者自身冷抗体。红细胞血型抗体中最具代表性的冷抗体就是抗 A 和抗 B。在血清学检查中，冷吸收试验主要用于鉴定 ABO 血型的亚型、各种原因导致的红细胞抗原减弱的血型鉴定、自身冷抗体去除等。本试验以鉴定红细胞表面 A、B 抗原为例。

【实验仪器和材料】

1. **器材** 2~8℃ 冰箱、血型血清学离心机、小试管（12mm×75mm）、试管架、移液器。
2. **试剂** 抗 A、抗 B 试剂（效价≥32）、2%~5% A_1 型、B 型试剂红细胞悬液、0.9% 氯化钠溶液。
3. **标本** EDTA-K_2 抗凝全血标本。

【实验步骤】

1. 取待检血标本压积红细胞 2ml，用 0.9% 氯化钠溶液洗涤 3~6 次。末次洗涤时，采用 1000×g 离心 5 分钟。取出试管，尽量把 0.9% 氯化钠溶液完全弃去。

2. 取试管 2 支，分别标记 A 和 B。每支试管加入待检血标本压积红细胞各 1ml，在标记 A 的试管内加入抗 A 试剂 2ml，在标记 B 的试管内加入抗 B 试剂 2ml。

3. 将试管放置 4℃ 冰箱内静置至少 1 小时，在此期间将试管充分振摇数次，使红细胞充分吸收抗体。

4. 取出试管，放置离心机，采用 1000×g 离心 5 分钟。取出试管，移出上层液体，即为吸收液。

5. 取试管 20 支，排列 4 排，第 1 排试管分别标记 As1、As2、……、As5，第 2 排试管分别标记 A1、A2、……、A5，第 3 排试管分别标记 Bs1、Bs2、……、Bs5，第 4 排试管分别标记 B1、B2、……、B5。每支试管内分别加入 0.9% 氯化钠溶液 0.2ml。

6. 第 1、3 排第 1 管内分别加入抗 A、抗 B 吸收液 0.2ml，第 2、4 排第 1 管内分别加入未经过吸收的抗 A、抗 B 试剂 0.2ml。分别进行 1：2、1：4、1：8、1：16 和 1：32 倍量稀释。

7. 第 1、2 排每支试管内分别加入 2%~5% 的 A_1 型试剂红细胞悬液 0.1ml，第 3、4 排每支试管内分别加入 2%~5% 的 B 型试剂红细胞悬液 0.1ml。

8. 将每支试管轻轻振摇，使红细胞充分混匀，放置离心机内离心，以 1000×g 离心 15 秒。观察红细胞凝集反应，记录实验结果。

【实验结果】

1. 吸收后抗 A 效价与对照相比降低，血型为 A 型；吸收后抗 B 效价与对照相比降低，血型为 B 型。吸收后抗 A 和抗 B 效价与对照相比均降低，血型为 AB 型；吸收后抗 A 和抗 B 效价与对照相比均无差别者，血型为 O 型。

2. 鉴定 A 或 B 亚型时，应当根据抗体下降程度来判断被检红细胞吸收强度，结合其他血清学实验结果，做出是何种亚型的结论。

【注意事项】

1. 冷吸收试验主要通过间接证明红细胞上的血型抗原及其强度，用于冷抗体所对应的红细胞抗原鉴定。常用于 ABO 亚型的鉴定以及某种原因引起红细胞血型抗原减弱时的定型。不适合用于温抗体针对的血型鉴定，如 Rh 血型的抗原鉴定。

2. 如果使用抗 A 或抗 B 试剂进行冷吸收试验，抗体效价不宜过高，最好倍比稀释至 32 为宜。如果使用的试剂抗体效价过高，红细胞吸收抗体量过少，经吸收后抗体效价下降不明显，可能导致结果难以判断。

3. 末次洗涤红细胞后，应当尽量去除 0.9% 氯化钠溶液，以免试剂被稀释，影响结果的判断。

4. 红细胞与血清接触面积越大，抗体吸收效果越好。因此，尽量选择较大管径的试管。

二、温抗体吸收试验

【实验目的】

1. **掌握**　温抗体吸收试验的原理、步骤及结果判读。
2. **熟悉**　温抗体吸收试验的注意事项。
3. **了解**　冷热抗体的临床应用。

【实验原理】

温抗体吸收试验原理与冷抗体吸收试验基本相同，主要不同是温度条件设为 37℃，以利于温抗体充分吸收。本实验主要用于温自身或同种抗体的吸收和鉴定、Rh 血型鉴定等。

本实验可应用热 - 酶处理法和二硫苏糖醇 - 酶处理法两种方法吸收温自身抗体。热 - 酶处理法的原理是通过加热的方法，使致敏在红细胞表面的抗体解脱，暴露出抗原结合位点；通过蛋白酶处理红细胞，增强红细胞吸附温自身抗体的能力，最终有效吸收温自身抗体。二硫苏糖醇 - 酶处理法的原理是通过 ZZAP 试剂破坏免疫球蛋白的完整性，使其从红细胞表面抗原上脱离，暴露出抗原结合位点；通过蛋白酶处理红细胞，增强红细胞吸收抗体的能力，以便有效吸收温自身抗体。本实验以温自身抗体吸收为例。

【实验仪器和材料】

1. 器材　37℃和56℃水浴箱、血型血清学离心机、小试管（12mm×75mm）、试管架、移液器。

2. 试剂　0.9%氯化钠溶液、AB型血清、1%的无花果蛋白酶（粉状无花果蛋白酶1g，加pH 7.3 PBS溶解定容到100ml）或1%半胱氨酸活化的木瓜酶溶液、ZZAP试剂（1%半胱氨酸活化的木瓜酶0.5ml，0.2mol/L二硫苏糖醇2.5ml，pH 7.3 PBS 2ml，混合后调整pH为6.0~6.5）。

3. 标本　EDTA-K$_2$抗凝全血标本。

【实验步骤】

1. 热-酶处理法

（1）取试管1支，加入待检血标本压积红细胞2ml，用0.9%氯化钠溶液洗涤3~6次。末次洗涤后，尽可能去除上清液。压积红细胞中加入等体积的0.9%氯化钠溶液或人AB型血清，混匀。将试管放置56℃水浴箱内轻轻振摇5分钟。

（2）取出试管放置37℃预温的离心管中，以1000×g离心2分钟，收集上清液作为放散液。用0.9%氯化钠溶液洗涤红细胞3次，末次洗涤后，尽可能去除上清液。

（3）压积红细胞中加入1%木瓜酶或无花果蛋白酶1ml，混匀。将试管放置37℃水浴箱内，孵育15分钟。

（4）取出试管，用0.9%氯化钠溶液洗涤红细胞3次。末次洗涤，以1000×g离心5分钟。洗涤后，尽可能去除上清液。将压积红细胞分成两等份。

（5）将一份红细胞、2ml患者血清分别加入已标记的试管内，混匀，放置37℃水浴箱内，孵育30分钟。

（6）取出试管，放置离心机内，以1000×g离心2分钟。

（7）取出上层血清，加入另一份红细胞中，重复上述（5）（6）步骤，最终获得经两次吸收后的血清。

2. 二硫苏糖醇-酶处理法

（1）取试管2支，分别加入待检血标本压积红细胞各1ml及ZZAP试剂各2ml，混匀，放置37℃水浴箱内，孵育30分钟。

（2）取出试管放置离心机内，以1000×g离心2分钟，弃去上清液。用0.9%氯化钠溶液分别洗涤红细胞3次，末次洗涤后，尽可能去除上清液。

（3）取其中1支试管，在压积红细胞中加入患者血清2ml，混匀，放置37℃水浴箱内，孵育30分钟。

（4）取出试管，放置离心机内，以1000×g离心2分钟。

（5）轻轻取出试管，吸取上层血清，加入到另一份压积红细胞中，混匀，放置37℃水浴箱内，孵育30分钟。

（6）取出试管，放置离心机内，以1000×g离心2分钟。

（7）轻轻取出试管，吸取上层血清，最终获得经两次吸收后的血清。

3. 检测和记录　取吸收后血清，加入意外抗体鉴定试剂红细胞组，使用间接抗球蛋白技术，检测血清中是否存在同种抗体及抗体的特异性（具体方法参考意外抗体的检测），记录实验结果。

【实验结果】

患者血清经两次自身红细胞吸收后，一般可以除去自身抗体，使用试剂红细胞可以进行同种抗体检测。如果与试剂红细胞组不发生凝集反应，表明患者血清中不存在同种抗体；如果反应格局有特异性，表明患者血清中存在特异性同种抗体。

【注意事项】

1. 温抗体吸收试验可间接证明红细胞上的血型抗原及其强度，鉴定温抗体所对应的红细胞抗原；也常用于温自身抗体的吸收，通过热－酶处理法或二硫苏糖醇－酶处理法尽可能吸收温自身抗体，以便准确地进行同种抗体筛查和鉴定及其他血型血清学试验。患者血清中如果存在温自身抗体并且抗体水平较高时，患者红细胞表面就会致敏较多的自身抗体，导致患者红细胞直接抗球蛋白试验阳性。这种红细胞可以在血型鉴定试剂中发生非特异性凝集，甚至在0.9%氯化钠溶液中自凝，可以直接干扰患者的血型鉴定、抗体筛查与鉴定以及交叉配血试验等。通过患者温自身抗体的吸收试验，可以消除对上述实验的干扰，保证实验结果的准确可靠。本实验不适合用于冷抗体针对的血型抗原鉴定以及相应抗体的吸收，例如ABO血型等。

2. 在检测同种抗体前，应当进行患者吸收后血清温自身抗体是否吸收完全的评价，以保证同种抗体检测结果的可靠性。评价方法：患者红细胞在经过热处理、ZZAP处理后，如果直接抗球蛋白试验阴性，可以将该细胞和2份O型试剂红细胞分别加入到经两次吸收后的患者血清中，采用间接抗球蛋白技术观察是否发生红细胞凝集反应。如果与两类红细胞均反应，表明血清中自身抗体吸收不完全，血清应当需要进一步吸收；如果与自身红细胞不反应，与O型试剂红细胞反应，表明存在同种抗体，可以继续使用试剂红细胞组进行抗体特异性鉴定。

3. 近期输血患者不宜做自身抗体吸收试验，因为输注献血者的红细胞可能吸附患者的同种抗体，出现假阴性结果。

4. 采用ZZAP试剂处理技术，可以破坏所有Kell系统抗原以及能被蛋白酶破坏的红细胞血型抗原，包括M、N、Fy^a、Fy^b、S、s抗原以及LW、Gerbich、Cartwright、Dombrock、和Knops系统抗原。如果自身抗体特异性是针对这些抗原，则必须采用其他方法处理自身红细胞，如仅用1%的无花果蛋白酶或1%半胱氨酸活化的木瓜酶。

5. 木瓜酶液在－30℃保存5年酶活力下降不明显，冻融后的木瓜酶液应在4℃保存，用时从冰箱中取出，用后立即放回冰箱，不可超过12小时，最好是现用现融。冻融后木瓜酶液在37℃作用抗原抗体时间，以20分钟～35分钟为最佳时间，时间太短或太长均影响凝集结果。

？思考题

答案解析

1. 冷抗体吸收试验的主要应用范围是什么？

2. 冷抗体吸收试验应当注意哪些事项？

3. 简述自身温抗体吸收试验的临床意义。

4. 采用ZZAP试剂处理技术进行温自身抗体吸收试验时，应当注意哪些问题？

（曹　岩　高　明）

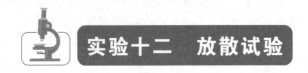 **实验十二　放散试验**

微课/视频

一、冷放散试验

【实验目的】

1. **掌握**　冷放散试验的原理、步骤及结果判读。
2. **熟悉**　冷放散试验的注意事项。

【实验原理】

当红细胞冰冻时，红细胞膜周围有冰晶形成，在冰晶形成过程中，要吸收周围的水分，导致剩余的细胞外液渗透压升高，造成细胞内渗透压低于周围细胞外液的渗透压，促使细胞内水分向细胞外渗透，最终导致细胞解体。当细胞膜破碎时，结合在细胞膜抗原上的抗体就脱落下来。冷冻放散试验主要应用于 ABO 新生儿溶血病的实验室诊断。本实验以释放 ABO 血型抗体为例。

【实验仪器和材料】

1. **器材**　−20 ～ −70℃冰箱、血型血清学离心机、小试管（12mm×75mm）、试管架、移液器。
2. **试剂**　2% ~ 5% A_1 型、B 型、O 型试剂红细胞悬液。
3. **标本**　EDTA − K_2 抗凝全血标本。

【实验步骤】

1. 取待检血标本压积红细胞 2ml，用 0.9% 氯化钠溶液洗涤 3 ~ 6 次，末次洗涤以 1000×g 离心 5 分钟，保留末次洗涤液作对照使用。
2. 取试管 1 支，加入洗涤后的待检压积红细胞 0.5ml，同时加入 0.9% 氯化钠溶液 0.5ml，混匀。
3. 塞住试管口，轻轻转动试管，使试管内壁表面黏附红细胞，形成红细胞薄层。
4. 将试管水平放置于 −20 ～ −70℃冰箱内，快速冷冻 10 分钟。
5. 取出试管，立即放置于 37℃水浴中，迅速融化。
6. 将试管放置离心机内，1000×g 离心 2 分钟。立即将上清液（即放散液）转移至另外 1 支标记好的试管内备用。
7. 取试管 6 支并做好相应标记，其中 3 支各加放散液 100μl 和 2% ~ 5% A_1 型、B 型、O 型试剂红细胞悬液 50μl，同时在剩余 3 支试管内各加末次洗涤上清液 100μl 和 2% ~ 5% A_1 型、B 型、O 型试剂红细胞悬液 50μl 做平行对照。
8. 1000×g 离心 15 秒后观察实验结果。

【实验结果】

1. 放散液结果阳性，末次洗涤细胞的上清液阴性，说明放散试验成功，放散液可以使用，实验结果可靠。放散液与 A_1 型试剂红细胞凝集，抗体为抗 A；与 B 型试剂红细胞凝集，抗体为抗 B；与 A_1

型、B型试剂红细胞均凝集，抗体为抗AB；如果仅仅与O型试剂红细胞凝集，与A、B型试剂红细胞均不发生凝集，表明为非ABO血型抗体，可以使用试剂红细胞组进行抗体鉴定。

2. 放散液结果阴性，末次洗涤细胞的上清液阴性，说明放散液中没有抗体或者可能是药物依赖抗体。

3. 放散液结果阳性，末次洗涤细胞的上清液阳性，说明放散试验不成功，需重新洗涤细胞放散。

【注意事项】

1. 冷放散是一种简单快捷的抗体放散方法，一般用于ABO抗体的检测，对其他自身或同种抗体检出效果较差。因此，对其他血型抗体分析检测最好采用其他的放散试验方法。

2. 待检细胞放散前要充分洗涤，防止放散液中有残存的抗体，否则会影响放散效果。

3. 冰冻要充分，以获取更多的放散液。

4. 冷放散液中有血红蛋白释放出来，颜色为深红色，会干扰盐水介质和酶介质的凝集结果判读，建议使用间接抗球蛋白试验。

二、热放散试验

【实验目的】

1. 掌握　热放散试验的原理、步骤及结果判读。

2. 熟悉　热放散试验的注意事项。

【实验原理】

红细胞血型抗原与血清中相应抗体在适宜条件下可以结合，导致红细胞凝集或致敏。这种结合是可逆的，若改变某些物理条件，如加热的方式，抗体可以从结合状态转变成为游离状态，成为游离抗体。游离抗体与已知抗原特异性的红细胞反应，通过观察细胞是否凝集或致敏来鉴定放散液中抗体的种类及其强度，用以判定被检红细胞抗原或抗体的特异性，此为热放散试验。这种实验方法常用于ABO亚型的鉴定、新生儿溶血性贫血的诊断等。本实验以A抗原和B抗原鉴定为例。

【实验仪器和材料】

1. 器材　37℃水浴箱、血型血清学离心机、小试管（12mm×75mm）、试管架、移液器。

2. 试剂　抗A、抗B试剂（效价≥32）、2%~5% A_1型、B型、O型试剂红细胞悬液。

3. 标本　EDTA - K_2抗凝全血标本。

【实验步骤】

1. 取待检血标本压积红细胞2ml，用0.9%氯化钠溶液洗涤3~6次。末次洗涤时，采用1000×g离心5分钟，保留末次洗涤液进行游离抗A和抗B检测。

2. 取试管1支，加洗涤液后待检血标本压积红细胞1ml，再加入等量0.9%氯化钠溶液，混匀。

3. 将试管放置56℃水浴中10分钟，每隔15秒振摇一次试管，以放散红细胞膜上结合的抗体。

4. 将试管取出，立即放置离心机内（尽可能使用预热过的离心管），以1000×g离心5分钟。取出试管用吸管立即吸取上层放散液。

5. 取试管3支，分别标记A、B、O，3支试管各加放散液0.2ml，再分别加入相应2%～5% A_1型、B型、O型试剂红细胞悬液0.1ml。

6. 将每支试管轻轻振摇，使红细胞充分混匀，以1000×g离心15秒。取出试管，观察红细胞凝集反应，记录实验结果。

【实验结果】

1. 放散液与A_1型试剂红细胞凝集，表明被检红细胞存在A抗原，血型为A型；与B型试剂红细胞凝集表明被检红细胞存在B抗原，血型为B型；与A_1型、B型试剂红细胞均凝集表明被检红细胞表面存在A和B抗原，血型为AB型；均不凝集表明被检红细胞表面不存在A、B抗原，血型为O型。

2. 放散液与O型试剂红细胞凝集，表明存在意外抗体。需要使用意外抗体试剂红细胞组进一步鉴定抗体的特异性。

【注意事项】

1. 本实验用于冷抗体型红细胞抗体的释放与鉴定效果较好。

2. 留取的末次洗涤液应当使用A_1型试剂红细胞和B型试剂红细胞进行游离抗A和抗B检测，只有在末次洗涤液不能凝集A_1型、B型试剂红细胞后，方可进行抗体释放，否则必须增加洗涤红细胞次数，直到不能检测出游离抗A和抗B为止。

3. 可以通过增加吸收血清比例的方法，提高放散液内抗体的浓度。

4. 红细胞放散时严格控制温度和时间，避免由于温度过高，导致红细胞破碎；温度过低，导致抗体从红细胞表面释放不完全。

5. 直接抗球蛋白试验阳性红细胞，例如新生儿溶血性贫血或自身免疫性溶血性贫血患者的红细胞，可以直接进入洗涤程序，然后进行抗体释放和鉴定。

三、乙醚放散试验

【实验目的】

1. **掌握**　乙醚放散试验的原理、步骤及结果判读。
2. **熟悉**　乙醚放散试验的注意事项。

【实验原理】

乙醚是一种挥发性极强的有机溶剂，与红细胞混合，可以破坏红细胞膜结构，导致红细胞破碎，促使与红细胞表面抗原结合的抗体脱落，应用试剂红细胞组可以鉴定放散液中抗体的特异性。乙醚放散试验主要用于Rh血型系统的抗体鉴定。

【实验仪器和材料】

1. **器材**　37℃水浴箱、血型血清学离心机、小试管（12mm×75mm）、试管架、移液器。
2. **试剂**　分析纯乙醚、意外抗体鉴定试剂红细胞组。
3. **标本**　EDTA–K_2抗凝全血标本。

【实验步骤】

1. 取待检血标本压积红细胞 2ml，用 0.9% 氯化钠溶液洗涤 3～6 次。末次洗涤时，采用 1000×g 离心 5 分钟，保留末次洗涤液。

2. 取试管 1 支，加洗涤液后待检血标本压积红细胞 1 体积、等量体积 0.9% 氯化钠溶液以及 2 体积的乙醚，颠倒充分混匀 10 分钟，期间取下塞子数次，排出挥发的乙醚，防止喷溅。

3. 将试管放置离心机内，以 1000×g 离心 5 分钟。

4. 取出试管，试管内液体分 3 层，至上往下分别为乙醚层、红细胞基质层、放散液层。

5. 用吸管轻轻吸出深红色的放散液，加入已经标记好的试管内。观察放散液，如果放散液浑浊，可重复离心 1 次。

6. 将试管放置 37℃ 水浴箱内，水浴 30 分钟，试管口不能盖任何塞子或物品，尽量让乙醚挥发完全。

7. 使用间接抗球蛋白技术（具体方法参见意外抗体的检测），鉴定抗体特异性。

【实验结果】

1. 根据与意外抗体试剂红细胞组反应格局确定抗体的特异性。

2. 如果与所有的试剂红细胞组均发生凝集反应，表明抗体没有特异性，如果临床拟诊自身免疫性溶血性贫血，应当考虑为自身抗体，但有些患者自身抗体也具有 Rh 血型系统抗体的特异性。

【注意事项】

1. 乙醚放散试验主要用于 Rh 系统抗体的鉴定，也可以用于自身免疫性溶血性贫血患者的抗体检查。

2. 乙醚是易燃危险化学试剂，使用过程应注意安全，防止放散液溢出。目前，乙醚放散试验有被用其他放散技术取代的趋势。

3. 与所有试剂红细胞组均发生凝集可能是由于自身抗体所致，因此，应用准试剂红细胞组鉴定放散液中抗体时应同时做自身对照试验。

？思考题

答案解析

1. 简述冷放散试验的实验原理及应用范围。

2. 冷放散试验结果判断时，应注意哪些要点？

3. 简述热放散试验的主要应用范围。

4. 进行热放散试验时，应注意哪些问题？

5. 简述乙醚放散试验的特点。

（曹　岩　高　明）

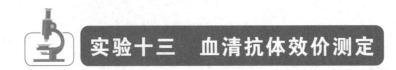

实验十三　血清抗体效价测定

一、IgM 抗 A（B）效价测定

【实验目的】

1. 掌握　IgM 抗 A（B）效价测定的原理及方法。

2. 熟悉　IgM 抗 A（B）效价测定的实验步骤。

3. 了解　IgM 抗 A（B）效价测定的注意事项。

【实验原理】

将待检血清用 0.9% 氯化钠溶液进行倍比稀释，加入适量的红细胞（A_1 型或 B 型），离心后观察红细胞凝集强度，血清中 IgM 抗体稀释后能够与相应红细胞出现肉眼可见凝集（1＋）的最高稀释倍数的倒数即为该血清的效价。

【实验仪器和材料】

1. 器材　小试管（12mm×75mm）、血型血清学离心机、移液器等。

2. 试剂　0.9% 氯化钠溶液、2%~5% 试剂红细胞（A_1 型或 B 型）。

3. 标本　待检血清。

【实验步骤】

1. 取 10 支小试管，依次做好标记，均加入 100μl 0.9% 氯化钠溶液，接着在第 1 管中加入 100μl 待检血清，混匀后吸取 100μl 稀释血清加入到第 2 管，以此类推，至第 10 管，此管混匀后取 100μl 至另一新试管备用。1~10 管的稀释度分别为 1：2、1：4、1：8……、1：1024。

2. 每管分别加入 50μl 2%~5% A_1 型或 B 型试剂红细胞，混匀。

3. 1000×g 离心 15 秒，肉眼观察判断各管有无凝集及凝集强度。

【实验结果】

以肉眼可见红细胞出现 1＋凝集强度时对应血清稀释度的倒数为该受检血清抗 A_1 或抗 B 效价。

【注意事项】

1. 本试验属于半定量分析，血清稀释过程需严谨仔细，使用精度较高的移液器，标准化操作，减少试验误差。

2. 结果观察时，应从最高稀释度开始，因前带现象会造成低稀释度的血清反应强度不如稀释度更高的血清。

二、IgG 抗 A（B）效价测定

【实验目的】

1. 掌握　IgG 抗 A（B）效价测定的原理和临床意义。

2. 熟悉　IgG 抗 A（B）效价测定的方法和注意事项。

3. 了解　IgG 和 IgM 类抗体的区别。

【实验原理】

2 - 巯基乙醇（2 - Me）可以使血清中的 IgM 类抗体分子裂解，失去凝集含有相应抗原红细胞的能力，而 IgG 类抗体生物学活性不受影响，仍然保持可以致敏含有相应抗原红细胞的能力。人类血清中的抗 A（B）一般都是 IgM 和 IgG 类抗体的混合物，为测定 IgG 抗 A（B）效价，使用 2 - Me 预处理去除 IgM 抗 A（B）的干扰，采用抗球蛋白介质技术进行效价测定。

【实验仪器和材料】

1. 器材　小试管（12mm×75mm）、血型血清学离心机、移液器、37℃水浴箱、冰箱等。

2. 试剂　PBS（pH 7.4）、抗球蛋白试剂、2%~5% A_1 型和 B 型试剂红细胞、0.2mol/L 2 - Me 应用液（取 1.6ml 2 - Me，用 PBS 定容至 100ml，混匀并分装成 1ml 或 2ml/安瓿，冰箱保存备用）。

3. 标本　待检血清。

【实验步骤】

1. 取待检血清 0.4ml 于试管内，加入 2 - Me 应用液 0.4ml，混匀并密封试管口，37℃水浴箱中孵育 2 小时。

2. 取小试管 20 支，排列 2 排（每排 10 支）。第 1 排每管分别加入 PBS 0.4ml。

3. 第 1 排第 1 管加入 2 - Me 处理血清 0.4ml，混匀后吸出 0.6ml，移 0.2ml 至第 2 排第 1 管，其余 0.4ml 移入第 1 排第 2 管，混匀。

4. 根据步骤 3，做倍比稀释至第 10 管，每管内留有 1：4、1：8、1：16、……、1：2048 不同稀释度的血清各 0.2ml。

5. 第 1 排每管加入 0.2ml 2%~5% A_1 型试剂红细胞，第 2 排每管加入 0.2ml 2%~5% B 型试剂红细胞，37℃水浴箱中孵育 1 小时。

6. 取出试管观察有无凝集，前几管由于高效价 IgG 抗 A（B）可能会引起红细胞凝集，称为"盐水效价"。

7. 取出其余未见红细胞凝集的试管，用 PBS 洗涤红细胞 4 次，最后留取压积红细胞。

8. 每管分别加入 2 滴 PBS，混匀。

9. 每管各取 1 滴混悬液，分别移至另一排试管内，各加入 2 滴抗球蛋白试剂，混匀。

10. 1000×g 离心 15 秒，肉眼观察凝集结果并记录。

【实验结果】

肉眼观察出现红细胞凝集的最高稀释度，其倒数为 IgG 抗 A 或抗 B 效价。

【注意事项】

1. 根据抗体类型选择合适的试验方法，本试验采用的是抗球蛋白试验，一般适用于 IgG 类抗体（不完全抗体）；如果是 IgM 类血型抗体（完全抗体），应使用盐水介质试管法检测效价。

2. 若最高稀释度的血清仍有凝集，需要继续倍比稀释并试验。

3. 本试验采用的是倍比稀释检测血清凝集红细胞强度的方式，属于半定量技术。血清稀释过程需要认真仔细，使用较高精度的移液器，每次移液后更换移液器枪头，减少操作误差。

4. 2 – Me 应用液有刺激性气味且易挥发，应小剂量分装保存并一次性使用，以免影响试验结果。

5. 检测 IgG 抗 A（B）效价，也可以用二硫苏糖醇（DTT）灭活 IgM 类抗体，其优点是无恶臭，反应时间短；但对强抗体灭活效果较差，临床使用较少。

思考题

答案解析

1. 何为前带现象？

2. 血清抗体效价测定的用途有哪些？

3. 血清抗体效价测定的影响因素有哪些？

（孙爱琴　刘　鹤）

实验十四　胎儿与新生儿溶血病（以抗 D 为例）检查

微课/视频 1

【实验目的】

1. **掌握**　直接抗球蛋白试验、间接抗球蛋白试验、胎儿与新生儿红细胞抗体放散试验的原理、操作。
2. **熟悉**　直接抗球蛋白试验、间接抗球蛋白试验、胎儿与新生儿红细胞抗体放散试验的结果判断。
3. **了解**　直接抗球蛋白试验、间接抗球蛋白试验、胎儿与新生儿红细胞抗体放散试验的注意事项。

一、直接抗球蛋白试验

【实验原理】

微课/视频 2

本实验用抗球蛋白试剂检测胎儿或新生儿血中是否存在被母亲 IgG 抗体致敏的红细胞。通常直接抗球蛋白试验阳性是胎儿或新生儿红细胞受累的重要依据，是诊断胎儿新生儿溶血病（HDFN）的有力证据。

【实验仪器和材料】

1. **仪器**　小试管（12mm×75mm）、滴管、移液器、血型血清学离心机、37℃水浴箱等。
2. **试剂**　IgG 抗 D 致敏的 RhD 阳性 O 型试剂红细胞、RhD 阴性 O 型试剂红细胞、0.9%氯化钠溶液、微柱凝胶法抗人球蛋白检测卡。
3. **标本**　胎儿或新生儿患者 EDTA – K_2抗凝血 3 ~ 5ml。

【实验步骤】

1. 取小试管 1 支，将待检标本红细胞配制成 0.8% ~ 1%的红细胞悬液。
2. 取微柱凝胶法抗人球蛋白检测卡，将 50μl 配制好的待检红细胞悬液加入到 IgG 检测孔中，阳性对照孔加入 IgG 抗 D 致敏的 0.8% ~ 1% RhD 阳性 O 型试剂红细胞悬液，阴性对照孔加入 0.8% ~ 1% RhD 阴性 O 型试剂红细胞悬液各 50μl。
3. 检测卡内液体混匀，放到微柱凝胶卡配套离心机中，离心。
4. 结果观察，判定。

【实验结果】

被检红细胞凝集，复合物浮于凝胶表面为阳性反应；被检红细胞无凝集沉于微柱凝胶的底部为阴性反应。

只有确认胎儿或新生儿红细胞表面致敏的是 IgG 类抗体，才需要进行患儿血清中游离抗体检测和患儿红细胞抗体释放试验。

二、间接抗球蛋白试验

【实验原理】

用患儿血浆（血清）与意外抗体筛查细胞做间接抗球蛋白试验，如果患儿血浆（血清）内存在与其红细胞不配合的 IgG 类意外抗体，间接抗球蛋白试验呈阳性，反之亦然。

【实验仪器和材料】

1. 仪器 小试管（12mm×75mm）、滴管、移液器、微柱凝胶卡配套离心机、37℃水浴箱、光学显微镜等。

2. 试剂 抗筛细胞、0.9%氯化钠溶液、抗 IgG 微柱凝胶法抗人球蛋白检测卡。

3. 标本 胎儿或新生儿患者血浆（血清）

【实验步骤】

1. 取抗 IgG 微柱凝胶法抗人球蛋白检测卡，标记 O_1、O_2、O_3 三孔。
2. 取小试管 3 支，将意外抗体筛查细胞 O_1、O_2、O_3 红细胞配制成 0.8%~1% 的红细胞悬液。
3. 各孔分别加入配制的标准 O_1、O_2、O_3 红细胞悬液 50μl，再分别加入患儿血浆（血清）各 50μl。
4. 37℃孵育 15 分钟。
5. 微柱凝胶卡配套离心机离心 5 分钟（按离心机厂家要求）。
6. 结果观察判定。

【实验结果】

1. 如果出现红细胞凝集，浮于凝胶表面为阳性反应，表明胎儿或新生儿血清中存在 IgG 抗体。红细胞无凝集，沉于微柱凝胶的底部为阴性反应，表明胎儿或新生儿血清中不存在 IgG 抗体。
2. 若为阳性反应，可根据试剂红细胞组反应格局，分析判断胎儿或新生儿血清中抗体的特异性。

三、放散试验（微柱凝胶法）

【实验原理】

将胎儿、新生儿红细胞上使其致敏的意外抗体用放散剂放散下来，再检测放散液中的抗体。

酸放散法是将红细胞悬浮于低 pH（一般 pH 1.9~2.5）的甘氨酸溶液中，解离结合其表面的抗体蛋白，离心取上清。上清液中含有从红细胞表面解离下来的抗体蛋白，经中和液中和后，此上清液可进行抗体检查和（或）鉴定。

【实验仪器和材料】

1. 仪器 小试管（12mm×75mm）、滴管、移液器、血型血清学离心机、37℃水浴箱等。

2. 试剂 放散液 A（主要成分为甘氨酸、NaCl 等，pH 1.9~2.5）、放散液 B（主要成分为乙二胺四乙酸二钠溶液）、中和液（主要成分为三羟甲基氨基甲烷、NaCl）、标准 O_1、O_2、O_3 试剂红细胞，0.9%氯化钠溶液。

3. 标本　胎儿或新生儿患者 EDTA – K$_2$ 抗凝血 3～5ml。

【实验步骤】

1. 用 0.9% 氯化钠溶液洗涤标本红细胞 5 次，去除未结合抗体，收集压积红细胞约 250μl。

2. 配制酸放散液 250μl：放散液 A 200μl + 放散液 B 50μl。

3. 配制好的放散液与洗涤后的压积红细胞等体积混合，室温孵育 1～2 分钟，经血型血清学离心机 1000×g 离心 1 分钟。

4. 立即将上清液 200μl 移到另一支干净试管内，加入中和液 30μl，1000×g 离心 2 分钟，取上清液。

5. 各孔分别加入浓度为 0.8%～1% 的标准 O$_1$、O$_2$、O$_3$ 红细胞悬液 50μl，将上清液分别加入到检测卡 O$_1$、O$_2$、O$_3$ 三孔中各 50μl，37℃ 孵育 15 分钟，离心 10 分钟。

6. 观察结果，判定检验放散的红细胞是否被致敏。

【实验结果】

1. 如果放散液与红细胞发生凝集，表明胎儿或新生儿红细胞表面存在相应抗体。

2. 根据试剂红细胞组反应格局，分析判断胎儿或新生儿红细胞致敏的抗体特异性。

【注意事项】

1. 临床疑似 Rh 血型不合胎儿与新生儿溶血病时，一般需要进行三项试验（直接抗球蛋白试验、游离抗体检测和红细胞抗体释放试验）并结合其他临床资料综合分析，最终做出 Rh 血型不合胎儿与新生儿溶血病的诊断。最具有诊断意义的是胎儿或新生儿红细胞释放出针对患儿红细胞 Rh 某种抗原的抗体以及患儿血清中（或产妇血清中）存在相应的抗体。

2. 直接抗球蛋白试验和红细胞抗体释放试验最好使用患儿自身血液标本或脐带血标本。由于患儿的抗体来自母体，母亲血清中的抗体效价一般高于患儿，血清标本易于得到，因此，Rh 血型不合的胎儿与新生儿溶血病游离抗体检测一般可以使用母亲血标本替代患儿标本。

3. 直接抗球蛋白试验必须建立阳性和阴性对照，对照是试验结果是否可靠的重要依据。如果出现阳性对照红细胞不凝集，必须检查试验所有环节，重新进行试验。

4. 胎儿与新生儿血清中游离抗体检测时，出现阴性结果，最好在试验管中加入 IgG 抗 D 致敏的 5% RhD 阳性 O 型试剂红细胞悬液 1 滴，重新离心。肉眼观察结果，出现红细胞凝集现象（混合外观），阴性结果可靠。

5. 进行"三项试验"前，应当首先进行胎儿与新生儿的 RhD 抗原鉴定，如果患儿是 RhD 抗原阴性，可以明确否定诊断 RhD 血型不合胎儿与新生儿溶血病。可以继续进行"三项试验"，但主要目的是检测是否存在针对 Rh 其他抗原和其他血型系统抗原的抗体，确定是否存在其他血型抗原不合胎儿与新生儿溶血病。

6. 胎儿或新生儿红细胞抗体释放试验多选择酸放散试验或乙醚放散试验，有利于检测出 Rh 血型或其他血型不合的胎儿与新生儿溶血病（温抗体型）。检测抗体最好使用酶法和抗球蛋白法，可以提高抗体的检出能力，避免特殊抗体的漏检。

7. 鉴定胎儿或新生儿 Rh 血型过程中，患儿红细胞表面 Rh 抗原有时可能完全被母体来源的 Rh 抗体结合，导致红细胞已经没有足够的 Rh 抗原位点与定型试剂结合，出现"遮蔽现象"，此时出现直接抗球蛋白试验强阳性，需要进行患儿红细胞释放试验后再定型。

8. 当出现母婴 ABO 血型与 Rh 血型均不合时，注意排除合并 ABO 血型不合的胎儿与新生儿溶血病的存在。

9. 进行血清游离抗体测定时，一般情况下，可先加 3 组试剂红细胞进行检测，如有问题，再采用 11 组试剂红细胞进行检测。既可减少操作，又可减少成本。

10. 实验步骤可根据不同试剂盒参照说明书进行。

答案解析

思考题

1. 进行 Rh 血型不合的胎儿与新生儿溶血病患儿血清中游离抗体检测时，应当注意哪些事项？

2. 如何判定 Rh 血型不合的胎儿与新生儿溶血病是否合并 ABO 血型不合的胎儿与新生儿溶血病？

（张亚丽　刘　鹤）

第二章 白细胞和血小板血清学检测

 实验十五 简易致敏红细胞血小板血清学试验

【实验目的】

1. 掌握 简易致敏红细胞血小板血清学试验的原理。

2. 熟悉 简易致敏红细胞血小板血清学试验的操作步骤。

3. 了解 血小板抗体检测的临床意义。

【实验原理】

简易致敏红细胞血小板血清学试验（simplified sensitized erythrocyte platelet serology assay，SEPSA）是先将血小板固定在 U 型微孔板底部，与待检血清反应后洗涤，再加入抗人球蛋白试剂和指示细胞（人IgG 致敏的绵羊红细胞）进行反应。若待检血清中含血小板抗体，则该抗体与固定于微孔板底部的血小板结合，再通过抗人球蛋白搭桥与指示细胞上的 IgG 结合，离心时指示细胞向孔底移动受阻，最终弥散覆盖在血小板界面上形成膜状，为阳性结果；若被检血清中无相关抗体，则指示细胞在离心力作用下，聚集在孔底中央呈紧密的细胞扣状，为阴性结果。

【实验仪器和材料】

1. 仪器 平板离心机、微量移液器、37℃水浴箱、小试管（12mm×75mm）、试管架、记号笔、封板膜。

2. 试剂 U 型微孔板（已包被鼠抗人血小板单克隆抗体）、商品化冻干型血小板抗体检测细胞（或 3 人份等比例混合的 O 型血血小板悬液）、指示细胞（0.1% 人 IgG 致敏的绵羊红细胞）、抗人球蛋白试剂、0.9% 氯化钠溶液、pH 7.2 ~ 7.4 的磷酸盐缓冲溶液（PBS）、阴性对照血清、阳性对照血清。

3. 标本 待检血清或血浆（EDTA – K_2 抗凝）。

【实验步骤】

1. 提前 30 分钟取出所有试剂和样本，平衡至室温。

2. 制备血小板悬液 用 0.9% 氯化钠溶液稀释商品化冻干型血小板抗体检测细胞直接使用；也可采用 3 人份等比例混合的 O 型血血小板悬液，用 0.9% 氯化钠溶液调整浓度至 $(50 ~ 150) \times 10^9/L$。

3. 取出相应数量的微孔板条，标记阳性对照孔、阴性对照孔及待检孔。

4. 每孔加入上述血小板悬液 50μl，轻摇反应板 10 秒。

5. 将微孔板置于平板离心机内，50×g 离心 5 分钟，使血小板黏附于反应孔底。

6. 倒出反应孔中的液体，滴加洗涤工作液洗涤 3 遍（动作轻柔），最后一遍洗涤后将微孔板倒置于吸水纸上吸干残余液体（切勿拍打）。

7. 向反应孔中加入 PBS 各 100μl，并向对应孔中各加入 50μl 阳性对照血清、阴性对照血清和待检血清。

8. 用封板膜密封微孔反应板，轻轻混匀后置于 37℃湿盒中孵育 30 分钟。

9. 揭掉封板膜，滴加洗涤工作液洗涤 5 遍（动作轻柔）。

10. 向各反应孔中分别加入 50μl 抗人球蛋白试剂和 50μl 指示红细胞，轻轻振荡混匀。

11. 将微孔板置于平板离心机内，200×g 离心 5 分钟。

12. 将微孔板置于明亮处，对比检测孔与对照孔的结果，观察指示红细胞是否出现黏附，判断并记录检测结果。

【实验结果】

1. 阳性结果　指示红细胞覆盖在反应孔底部呈膜状；若指示红细胞只部分结合到孔底且结合的区域比阴性对照大为弱阳性。表明待检血清中含血小板同种抗体。

2. 阴性结果　指示红细胞聚集在反应孔底部中央呈紧密的细胞扣。表明待检血清中未检出血小板同种抗体。

SEPSA 法凝集结果见表 15-1。

表 15-1　SEPSA 法凝集结果

红细胞分布情况	结果	示意图
红细胞成膜状	阳性	
红细胞环状较小，周围可见分散红细胞	弱阳性	
红细胞成纽扣状，集中在孔底中央	阴性	

【注意事项】

1. 洗涤时动作要轻柔，防止黏附的血小板脱落。

2. 离心时间和离心力严格按照试剂说明书要求进行，不同离心机应根据离心力及其转速和时间进行换算和设定。

3. 每次检测均需做阴性对照和阳性对照以进行质量控制。

4. 血液标本注意不能溶血，抗人球蛋白试剂和指示细胞使用前应观察无异常。

5. 指示红细胞使用前未充分混匀或试验中微孔板离心不充分，可导致假阳性结果；过度离心会导致假阴性结果。

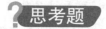

思考题

答案解析

如何提高简易致敏红细胞血小板血清学试验的准确性？

（孙瑞利）

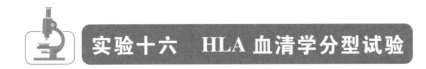

实验十六　HLA 血清学分型试验

一、微量淋巴细胞毒试验

下面以 HLA – B27 检测为例进行介绍。

【实验目的】

1. 掌握　微量淋巴细胞毒试验的检测原理；微量淋巴细胞毒试验的临床应用。

2. 熟悉　Ficoll 密度梯度离心法分离淋巴细胞的操作步骤。

【实验原理】

人体主要组织相容性抗原（HLA）主要分布于淋巴细胞膜表面。应用抗 HLA – B27 的抗体与待测淋巴细胞混合，在补体的参与下形成攻膜复合物在细胞膜上打孔，最终使携带有 HLA – B27 抗原的淋巴细胞溶解死亡。在细胞被穿孔但尚未裂解前加入染料（如锥蓝、伊红等），可使染料进入细胞内使细胞着色，同时这些死细胞也表现出体积增大，折光性减弱或消失。相反，不表达 HLA – B27 抗原的淋巴细胞为活细胞，染料不能使活细胞染色，且这些活细胞折光性无改变。在倒置相差显微镜下计数死、活细胞，进而计算出死细胞百分率，以此来判断淋巴细胞上是否携带有特异性的 HLA – B27 抗原。

【实验仪器和材料】

1. 仪器　倒置相差显微镜、普通离心机、微量移液器、血细胞计数仪、试管、刻度吸管。

2. 试剂　HLA – B27 抗体分型板、淋巴细胞分离液（Ficoll 分离液）、pH 7.2 ~ 7.4 的磷酸盐缓冲溶液（PBS）、兔补体、5% 伊红染液、10% 甲醛溶液、0.9% 氯化钠溶液、1640 培养基、胎牛血清、对照阳性对照血清（马抗人淋巴细胞血清）、阴性对照血清（不含 HLA 抗体灭活 AB 型人血清）。

3. 标本　肝素抗凝全血 3.5ml。

【实验步骤】

1. 分离淋巴细胞

（1）稀释血液　将 3.5ml 肝素抗凝血与 PBS 按照 1∶1 充分混匀。

（2）离心分离　向离心管内加入 3.5ml Ficoll 分离液，用刻度吸管沿倾斜的管壁把稀释后的血液缓慢叠加于分离液液面上（Ficoll 分离液∶稀释血液 = 1∶2），注意保持两种液体界面清晰，置于离心机中，1000 × g 离心 20 分钟。

（3）吸取细胞层　离心结束后用刻度吸管小心吸取白膜层（淋巴细胞位于此层）置于另一试管中。

（4）离心洗涤　加入 PBS 溶液 5ml，1000 × g 离心 10 分钟，弃上清，重复 3 遍。

（5）调整细胞数　压积淋巴细胞用含 10% 胎牛血清的 1640 培养基重悬，冲入血细胞计数仪，在倒置相差显微镜下计数，调整淋巴细胞浓度为（2 ~ 4）× 10^6 个/ml。

2. 微量淋巴细胞毒试验

（1）向 HLA – 27 抗体反应孔中分别加入待检淋巴细胞悬液 1μl，20～25℃孵育 30 分钟。

（2）再向每孔加入兔补体 5μl，20～25℃孵育 1 小时。

（3）每孔加入 5% 伊红 2μl，20～25℃孵育 10 分钟。

（4）每孔加入 10% 甲醛 8μl，固定并终止反应。

（5）在倒置相差显微镜下观察计数死细胞（暗红色或黑色），并计算百分比。

【实验结果】

死细胞为暗红色或黑色、体积稍大，无折光性；活细胞不着色染色、体积小而亮，有折光性。通过计算各孔死细胞的百分比判定结果（表 16 – 1）。

表 16 – 1　NIH 计分表

结果	死亡细胞（%）	计分
阴性	0～10	1
可疑阴性	11～20	2
可疑阳性	21～40	4
阳性	41～80	6
强阳性	81～100	8

【注意事项】

1. 标本存放不能超过 8 小时，感染可以使细胞膜表面 HLA – B27 分子数量及结构改变，影响结果。

2. 操作过程注意两液体界面清晰，避免混合；离心时设置较慢的加速度和减速度，以减少对细胞的损伤。

3. 吸取白膜层要小心，避免吸入其他杂质。

4. 阳性对照孔死亡细胞数一般大于 80%，如果小于 80% 则需寻找原因并重新检测，阴性对照死亡细胞数一般小于 2%。

5. 结果受影响因素较多，如淋巴细胞的纯度、补体的活性、抗体的纯度和效价、细胞表面 HLA – B27 抗原分子表达数目及抗原交叉性、操作者的主观判断等，容易造成假阳性或假阴性的结果。

二、酶联免疫吸附试验（以 HLA – B27 检测为例）

【实验目的】

1. 掌握　酶联免疫吸附试验的实验原理。

2. 熟悉　酶联免疫吸附试验检测 HLA – B27 的操作步骤。

3. 了解　标准曲线的制作过程。

【实验原理】

将特异性抗人 HLA – B27 抗体包被于微孔板底部，依次向微孔中加入人 HLA – B27 抗原（标准品或样本）、酶标记的人 HLA – B27 抗体，形成抗体 – 抗原 – 酶标抗体复合物。彻底洗涤后加入底物显色，底物在过氧化物酶催化下呈蓝色，在终止液的作用下最终转化为黄色。颜色的深浅与样品中的人 HLA – B27 抗原浓度呈正相关。用酶标仪在 450nm 波长下测定吸光度值（OD 值），通过标准曲线计算

HLA – B27 抗原的浓度。

【实验仪器和材料】

1. 仪器 酶标仪、移液器、离心机、37℃水浴箱、封板膜。

2. 试剂 HLA – B27 免疫分析微孔板、酶标试剂（抗 HLA – B27 – HRPO）、洗涤缓冲液（TBS 缓冲液或含有 0.05% 吐温 20 的 PBS 缓冲液）、显色剂 A（含过氧化氢）、显色剂 B（含 TMB）、终止液（0.16mol/L 硫酸）、标准品、标准品稀释液、阴性对照品和阳性对照品。

3. 标本 EDTA – K$_2$ 或柠檬酸钠抗凝全血 5ml。

【实验步骤】

1. 分离血浆 EDTA – K$_2$ 或柠檬酸钠抗凝全血 5ml，$1200 \times g$ 离心 10 分钟，收集上清。

2. 标准品的稀释与加样 在 HLA – B27 免疫分析微孔板上设标准品孔 10 孔，用于制作标准曲线。在第 1、2 孔中分别加入标准品 100μl 及标准品稀释液各 50μl，混匀；从第 1、2 孔中各取 100μl 混合液分别加入到第 3、4 孔，再在第 3、4 孔中分别加入标准品稀释液 50μl，混匀；然后在第 3 孔和第 4 孔中先各取 50μl 液体弃掉，再各取 50μl 分别加到第 5、6 孔中，再在第 5、6 孔中分别加入标准品稀释液 50μl，混匀；之后从第 5、6 孔中各取 50μl 液体分别加入到第 7、8 孔中，再在第 7、8 孔中分别加入标准品稀释液 50μl，混匀后从第 7、8 孔中各取 50μl 加入到第 9、10 孔中，再在第 9、10 孔中分列加入标准品稀释液 50μl，混匀后从第 9、10 孔中各取 50μl 弃掉（稀释后各孔加样量均为 50μl，每两个孔浓度相同，分别为 12pmol/L、8pmol/L、4pmol/L、2pmol/L、1pmol/L）。

3. 加样 在待测孔、阳性对照孔和阴性对照孔中分别加入 40μl 样品稀释液和 10μl 待测血浆或对照品，混匀；空白对照孔不加样品及酶标试剂，其余各步骤相同。

4. 孵育 封板膜封板后置 37℃ 孵育 30 分钟。

5. 洗涤 揭掉封板膜，弃去液体，甩干，每孔加 300μl 洗涤液，静置 30 秒后弃去，重复 4 遍，拍干。

6. 加酶 向每孔分别加入抗 HLA – B27 – HRPO 试剂 50μl，空白孔除外。

7. 孵育和洗涤 同步骤 4 和 5。

8. 显色 每孔先加入显色剂 A 50μl，再加入显色剂 B 50μl，轻轻震荡混匀，37℃ 避光显色 15 分钟。

9. 终止 每孔加终止液 50μl，终止反应（此时蓝色立转黄色）。

10. 测定 置于酶标仪中于 450nm 波长下测量各孔 OD 值，加终止液后 15 分钟内完成。

【实验结果】

用标准品的浓度与 OD 值计算出标准曲线的直线回归方程式，将样品的 OD 值代入方程式，计算出样品浓度，再乘以稀释倍数，即为样品的实际浓度。

【注意事项】

1. 一次加样最好控制在 5 分钟内，若标本数量多，可用排枪加样。

2. 微量加样器应垂直加入标本或试剂，避免刮擦微孔板底部，加样过程中避免液体外溅、血清残留在反应孔壁上。

3. 手工洗板加洗液时冲击力不要太大，洗液在反应孔内滞留的时间不宜太长。

4. 标准品易分装存放，实验过程中应严格设置对照孔。

答案解析

？思考题

1. 在实验过程中，如果细胞存活率普遍偏低或偏高，可能是什么原因导致的？

2. 除了微量淋巴细胞毒试验外，还有哪些方法可以用于检测 HLA - B27 抗原？它们各自的优缺点有哪些？

3. 试验过程中如何避免非特异性结合和污染？

（孙瑞利）

第三章　血型的基因检测

 实验十七　ABO 基因分型

【实验目的】

1. 掌握　ABO 基因分型的原理。

2. 熟悉　ABO 基因分型的操作和注意事项。

3. 了解　ABO 基因分型的临床应用。

【实验原理】

ABO 基因位于人类第 9 号染色体（9q34）上，在人群中表现有一定的碱基序列差异，通过检测差异碱基可对人类 ABO 基因进行分型。PCR – 序列特异性引物（PCR – sequence specific primer，PCR – SSP）是目前人类 ABO 基因分型最常用的检测方法之一。PCR – SSP 是根据 ABO 基因座的差异碱基设计一系列引物，引物 3′末端与等位基因特异性碱基互补，特异性引物仅扩增与其匹配的等位基因，而不能扩增其他的等位基因。根据这些 PCR 特异性片段，可以判定 ABO 基因类型。

【实验仪器和材料】

1. 器材　低温高速离心机、板式离心机、紫外分光光度计、PCR 扩增仪、水浴箱、电泳仪、电泳槽、凝胶成像仪、涡旋混匀仪、封膜机、移液器、吸头等。

2. 试剂　全血 DNA 提取试剂盒（离心柱型）、引物板（包被有 ABO 基因特异性引物和内参照引物）、PCR 缓冲液（含 dNTP、Mg^{2+}、Taq 酶等）、溴化乙锭（ethidium bromide，EB）、琼脂糖、$1 \times$ TBE 缓冲液（Tris – 硼酸 – EDTA 溶液）、DNA Marker、石蜡油等。

3. 标本　$EDTA – K_2$抗凝全血标本 2ml。

【实验步骤】

1. DNA 提取　现以全血 DNA 提取试剂盒（离心柱型）为例进行 DNA 提取试验。

（1）将抗凝全血标本颠倒混匀，取 350μl 标本转移至 1.5ml 离心管中，加入 2 ~ 3 倍体积的细胞裂解液，涡旋混匀数秒，静置 3 ~ 5 分钟，10000 × g 离心 2 分钟，弃上清，保留细胞核沉淀。

（2）加入 200μl 重悬液，振荡至充分混匀。加入 10μl 蛋白酶 K 和 200μl 裂解液，涡旋混匀。

（3）55℃水浴 20 分钟，期间颠倒混匀数次，直至管内无沉淀；如果仍有残余沉淀，可适当延长水浴时间。

（4）加入 200μl 无水乙醇，充分颠倒混匀，此时可出现絮状沉淀。

（5）取出吸附柱，置于收集管中。将上一步所得溶液全部转移至吸附柱内，13000 × g 离心 1 分钟，弃去收集管内的液体，将吸附柱放回收集管中。

（6）向吸附柱中加入500μl去蛋白漂洗液，13000×g离心1分钟，弃去收集管内的液体，将吸附柱放回收集管中。

（7）向吸附柱中加入600μl洗涤液，13000×g离心1分钟，弃去收集管内的液体，将吸附柱放回收集管中。

（8）重复步骤（7）一次。

（9）13000×g离心2分钟，将吸附柱放至1.5ml离心管中。打开吸附柱盖，室温放置5分钟，彻底晾干吸附柱中残余的漂洗液。

（10）向吸附柱中间膜所在位置悬空滴加50~100μl预热的洗脱液，室温静置3~5分钟，13000×g离心2分钟，将DNA溶液收集至1.5ml离心管中。

（11）用紫外分光光度计测定DNA浓度和纯度。浓度过高的标本可用洗脱液或灭菌双蒸水稀释，将DNA溶液的终浓度控制在15~100ng/μl，A_{260}/A_{280}值在1.60~2.00。

2. PCR扩增

（1）将20μl DNA溶液和200μl PCR缓冲液混合后振荡，60×g离心数秒，将溶液离心至底部。

（2）撕掉引物板上的透明封板膜，每孔加入10μl的混合液。

（3）用板式离心机瞬时离心数秒，将溶液离心至底部。

（4）用封膜机或石蜡油封闭引物板。封膜机175℃热封4.5秒；或加入25μl±10μl石蜡油蜡封，然后将封板膜重新覆盖在引物板上（防止石蜡油挥发造成PCR仪污染）。

（5）将引物板置于PCR仪上进行扩增，PCR反应条件见表17-1。

表17-1 PCR反应条件

步骤	循环次数	温度	时间
1	1	96℃	2分钟
2	5	96℃	20秒
		68℃	60秒
3	10	96℃	20秒
		65℃	45秒
		72℃	30秒
4	15	96℃	20秒
		62℃	45秒
		72℃	30秒
5	1	72℃	3分钟
6	1	4℃	直到取出

3. PCR产物鉴定

（1）将2g琼脂糖加入100ml 1×TBE缓冲液中，加热至琼脂糖完全溶解，此时溶液呈清澈透明。

（2）待溶液冷却至60℃左右时加入适量EB，趁热倒至凝胶槽中，插入制胶梳子。

（3）待琼脂糖完全凝固后拔出梳子，放入电泳槽内。向电泳槽内加入1×TBE缓冲液覆盖过凝胶。

（4）取5~10μl PCR扩增产物和适量DNA Marker分别加入琼脂糖凝胶孔内。140~150V电泳10~15分钟。

（5）电泳完毕后将凝胶取出，在凝胶成像仪下观察结果。

【实验结果】

PCR产物经琼脂糖凝胶电泳后，可出现以下结果。

1. 阳性反应　有两条带，一条是内参引物扩增带，一条是特异性引物扩增带。

2. 阴性反应　只有一条带，为内参引物扩增带，无特异性引物扩增带。

3. 无扩增　无任何条带，内参引物扩增带也未被扩出，为实验无效，需查找原因，重新实验。

根据电泳结果和基因分型标准，判定 ABO 基因型。

【注意事项】

1. PCR 技术具有高敏感性，对操作者和检测标本要求较高。操作者需具有分子生物学检验专业知识。可使用任何一种方法从细胞中提取 DNA，但应保证 DNA 浓度及纯度达到要求。样品应避免反复冻融。

2. 在实际工作中，PCR 反应体系和反应条件应根据试剂盒的操作说明书进行。对同一厂家不同批号的试剂或同一批号不同时间分装的试剂，如引物、Taq 酶等，在应用前均需用已知基因型样品做预试验，以选择最佳的浓度范围。

3. PCR 反应液加样时，移液器的吸头可抵在反应孔的内侧壁，不能触及底部包被的引物。加样后，可用板式离心机或手工轻轻振摇，确保 PCR 反应液覆盖在引物上面（引物在每个反应孔的底部），但不可剧烈摇动，防止反应液溅出。

4. 反应孔内的反应液应尽量避免气泡。膜封或蜡封的反应板应密封严密。

5. 由于肝素可干扰 Taq 酶的聚合作用，故不能使用肝素抗凝的血标本。

6. 凝胶电泳时使用的 DNA 染料 EB 是强诱变剂并有中等毒性，操作时应戴手套，并注意不要把 EB 洒到桌面和地面上。目前已研发无致癌作用的 DNA 染料，灵敏度与 EB 相当，将逐渐取代 EB 而得以广泛应用。

7. 每次检测应设置阴性对照，以防止 DNA 污染出现假阳性；设置内参照，防止出现假阴性。

？思考题

答案解析

1. ABO 基因分型实验的影响因素有哪些？

2. 常用的 ABO 基因分型检测方法的优缺点是什么？

（陈彦猛）

实验十八　血小板特异性抗原基因分型试验

【实验目的】

1. **掌握**　血小板特异性抗原，即人类血小板抗原（human platelet antigen，HPA）基因分型（PCR - SSP 法）的原理。

2. **熟悉**　HPA 基因分型的操作和注意事项。

3. **了解**　HPA 基因分型的临床应用。

【实验原理】

HPA 是位于血小板膜糖蛋白上的抗原表位，是血小板本身特有的抗原，不存在于其他细胞和组织上。PCR - SSP 是最简单、常用的血小板 HPA 基因分型方法。针对 HPA 基因差异碱基设计 PCR 引物，PCR 引物 3′末端与等位基因特异性碱基互补。由于 Taq 酶缺乏 3′ - 5′外切酶活性，因此特异性引物仅扩增与其互补的基因 DNA 片段，最终 PCR - SSP 能够扩增出具有序列差异的等位基因特异性片段。根据这些等位基因特异性片段，可对 HPA 进行基因分型。

【实验仪器和材料】

1. **器材**　低温高速离心机、紫外分光光度计、PCR 扩增仪、水浴箱、电泳仪、电泳槽、凝胶成像仪、移液器、吸头等。

2. **试剂**　红细胞裂解液、白细胞裂解液、5 × 蛋白酶 K 缓冲液、10mg/ml 蛋白酶 K、2% SDS、灭菌双蒸水、6mol/L NaCl、无水乙醇、引物、10 × PCR 缓冲液、dNTP Mixture、Taq DNA 聚合酶、DNA Marker、1 × TBE 缓冲液、琼脂粉、核酸染料 EB、6 × DNA 上样缓冲液等。

3. **标本**　EDTA - K$_2$抗凝全血标本 2ml。

【实验步骤】

1. **DNA 提取**　现以盐析法为例进行 DNA 提取试验。

（1）取 1.5ml 的离心管并标记，将 EDTA - K$_2$抗凝全血标本颠倒混匀后，取 500μl 加入离心管中。

（2）加入 900μl 红细胞裂解液，轻轻颠倒混匀，9100 × g 离心 2 分钟。

（3）弃上清液后加入 1ml 灭菌双蒸水，混匀后 9100 × g 离心 2 分钟。

（4）弃上清液后加入 120μl 白细胞裂解液，混匀后 9100 × g 离心 2 分钟。

（5）加入 80μl 5 × 蛋白酶 K 缓冲液、30μl 蛋白酶 K、20μl 2% SDS 和 270μl 灭菌双蒸水，55℃ 消化 20 分钟，期间颠倒混匀数次，直至管内无沉淀；如果仍有残余沉淀，可适当延长水浴时间。

（6）加入 100μl 6mol/L NaCl 剧烈振荡，彻底混匀后 9100 × g 离心 10 分钟。

（7）上清液转移至另一个 1.5ml 离心管，加入 1ml - 20℃ 冰冻的无水乙醇，上下轻轻颠倒，观察有无絮状物析出（絮状物为 DNA），9100 × g 离心 2 分钟。

（8）弃上清液，加入 1ml 70% 乙醇，混匀后 10000 × g 离心 2 分钟。弃上清液，室温干燥 10 分钟。

（9）加入 20 ~ 50μl 灭菌双蒸水溶解，用紫外分光光度计检测 DNA 浓度和纯度。浓度过高的标本可用灭菌双蒸水稀释，将 DNA 溶液的终浓度控制在 15 ~ 100ng/μl，A_{260}/A_{280} 值在 1.60 ~ 2.00。

2. PCR 扩增

（1）在冰上配制 PCR 反应液，反应体系的组成见表 18 - 1。引物包括 HPA 特异性引物和内参照引物。

表 18 - 1　PCR 反应体系组成

试剂	加入量
10 × PCR 缓冲液	2.0μl
dNTP Mixture	2.0μl
上、下游引物	2.0μl
Taq DNA 聚合酶	0.1μl
标本 DNA	1.0μl
灭菌双蒸水	补足至总体积20μl

（2）将反应液涡旋混匀，瞬时离心，将溶液离心至管底。

（3）将反应液置于 PCR 扩增仪上进行扩增，PCR 反应条件见表 18 - 2。

表 18 - 2　PCR 反应条件

步骤	循环次数	温度	时间
1	1	94℃	5 分钟
2	30	94℃	1 分钟
		69℃	1 分钟
		72℃	1 分钟
3	1	72℃	5 分钟
4	1	4℃	直到取出

3. PCR 产物鉴定

（1）将 2g 琼脂糖加入 100ml 1 × TBE 缓冲液中，混匀，加热至琼脂糖完全溶解，此时溶液呈清澈透明。

（2）待溶液冷却至60℃左右时，加入适量核酸染料 EB，趁热倒至凝胶槽中，插入制胶梳子。

（3）待琼脂糖完全凝固后拔出梳子，放入电泳槽内。向电泳槽内加入 1 × TBE 缓冲液覆盖过凝胶。

（4）将 PCR 扩增产物与 0.2 倍体积 6 × DNA 上样缓冲液混合，取 5 ~ 10μl 加入琼脂糖凝胶孔内，另一孔内加入适量 DNA Marker。140 ~ 150V 电泳 20 ~ 25 分钟。

（5）电泳完毕后将凝胶取出，在凝胶成像仪下观察结果。

【实验结果】

在 DNA Marker 参照下，每个泳道出现内参照条带可认为扩增成功，在相应碱基对位置观察有无特异性条带。如果出现特异性条带判断为阳性；如果未出现特异性条带判断为阴性。如果内参照条带也未被扩出，为实验无效，需查找原因，重新实验。根据电泳结果和基因分型标准，判定 HPA 基因分型情况。

【注意事项】

1. PCR 技术的敏感性较高，在实验室污染的情况下可能出现假阳性结果；而引物范围过窄或存在抑制剂等影响因素，可能出现假阴性结果。

2. 在实际工作中，PCR 反应体系和反应条件应根据试剂盒的操作说明书进行。对同一厂家不同批号的试剂或同一批号不同时间分装的试剂，如引物、Taq 酶等，在应用前均需用已知基因型样品做预试验，以选择最佳的浓度范围。

3. 凝胶电泳时使用的 DNA 染料 EB 是强诱变剂并有中等毒性，操作时应戴手套，并注意不要把 EB 洒到桌面和地面上。目前已研发无致癌作用的 DNA 染料，灵敏度与 EB 相当，将逐渐取代 EB 而得以广泛应用。

4. 血小板 HPA 分型操作的全过程应严格遵守防污染的规章制度。每次实验前，必须开紫外线消毒 1 小时，然后关闭紫外灯，抽气 30 分钟；实验后，清洁常规工作区，清理废弃物。打开紫外灯，消毒 1 小时。

5. 每次检测需要设置阴性对照，以防止 DNA 污染出现假阳性；设置内参照，防止出现假阴性。

思考题

答案解析

1. PCR – SSP 法检测 HPA 的特点是什么？

2. 采用 PCR – SSP 法检测 HPA 时，应当注意哪些问题？

（陈彦猛）

实验十九　人类白细胞抗原基因分型

【实验目的】

1. 掌握　人类白细胞抗原（human leukocyte antigen，HLA）基因分型（PCR - SSP 法）的原理。

2. 熟悉　HLA 基因分型的操作和注意事项。

3. 了解　HLA 基因分型的临床应用。

【实验原理】

HLA 基因分型检测的是 HLA 等位基因的核苷酸序列情况。PCR - SSP 是根据 HLA 等位基因核苷酸碱基序列的差异，设计一系列序列特异性引物，通过 PCR 可直接扩增出各种有序列差异的等位基因片段。这些 PCR 扩增片段可通过琼脂糖凝胶电泳检测。如果电泳检测到相应位置的 PCR 片段，则表示基因组中存在与引物互补结合的 DNA 序列。根据多对特异性引物扩增的结果，可以对 HLA 基因进行分型。下面以 PCR - SSP 检测 HLA - B27 为例，介绍 HLA 基因分型方法。

【实验仪器和材料】

1. 器材　低温高速离心机、紫外分光光度计、PCR 扩增仪、水浴箱、电泳仪、电泳槽、凝胶成像仪、移液器、吸头等。

2. 试剂　细胞裂解液、10mg/ml 蛋白酶 K、6mol/L NaCl、无水乙醇、灭菌双蒸水、引物、10 × PCR 缓冲液、dNTP Mixture、Taq DNA 聚合酶、DNA Marker、1 × TBE 缓冲液、琼脂粉、核酸染料 EB 等。

3. 标本　EDTA - K_2 抗凝全血标本 2ml。

【实验步骤】

1. DNA 提取　取 500μl 抗凝全血标本，加入细胞裂解液，9100 × g 离心 2 分钟，沉淀用蛋白酶 K 55℃处理 20 分钟。再加入 100μl 6mol/L NaCl 和 1ml - 20℃冷冻无水乙醇沉淀 DNA，经过 70% 乙醇洗涤，干燥，最后加入 20 ~ 50μl 灭菌双蒸水，即为 DNA（具体操作步骤可参考"血小板特异性抗原基因分型"相关章节）。

2. PCR 扩增

（1）在冰上配制 PCR 反应液，反应体系的组成见表 19 - 1。引物包括 HLA - B27 和内参照引物。

表 19 - 1　PCR 反应体系组成

试剂	加入量
10 × PCR 缓冲液	2.0μl
dNTP Mixture	2.0μl
上、下游引物	2.0μl
Taq DNA 聚合酶	0.1μl
标本 DNA	1.0μl
灭菌双蒸水	补足至总体积20μl

（2）将反应液涡旋混匀，瞬时离心，将溶液离心至管底。

（3）将反应液置于 PCR 扩增仪上进行扩增，PCR 反应条件见表 19-2。

表 19-2　PCR 反应条件

步骤	循环次数	温度	时间
1	1	96℃	2.5 分钟
2	10	96℃	15 秒
		65℃	60 秒
3	22	95℃	15 秒
		62℃	50 秒
		72℃	30 秒
4	1	4℃	直到取出

3. PCR 产物鉴定　PCR 产物经 2% 琼脂糖凝胶电泳，140~150V 电泳 20~25 分钟，凝胶放在凝胶成像仪中观察结果（具体操作步骤可参考"血小板特异性抗原基因分型"相关章节）。

【实验结果】

电泳结果与基因分型标准对比，判定 HLA 基因型。

【注意事项】

1. 由于每一种 HLA 等位基因需一对特异性引物进行扩增。因此，如果采用 PCR-SSP 方法对标本进行 HLA 分型时，则需要进行多个扩增，扩增的数目取决于检测 HLA 等位基因的数目。

2. 全血标本应采用 EDTA-K$_2$ 抗凝剂抗凝。由于肝素可干扰 Taq 酶的聚合作用，故不能使用肝素抗凝的全血标本。

3. PCR-SSP 方法的原理是基于引物序列与基因组模板 DNA 的严格互补结合。因此，使用的 Taq 聚合酶应无 3′-5′ 外切酶活性，否则外切酶的作用可能修正错配的引物-模板复合物，导致错配延伸，出现假阳性结果。

4. 由于 PCR-SSP 技术对污染的 DNA 较为敏感。因此，操作的全过程应严格遵守操作规程，并设置阴性对照，最大限度地降低可能出现的 PCR 污染或杜绝污染的出现。

5. 凝胶电泳时使用的 DNA 染料 EB 是强诱变剂并有中等毒性，操作时应戴手套，并注意不要把 EB 洒到桌面和地面上。目前已研发无致癌作用的 DNA 染料，灵敏度与 EB 相当，将逐渐取代 EB 而得以广泛应用。

6. 在实际工作中，PCR 反应体系和反应条件应根据试剂盒的操作说明书进行。注意对同一厂家不同批号的试剂或同一批号不同时间分装的试剂，如引物、Taq 酶等，在应用前需用已知基因样品做预试验，以选择一个最佳的浓度范围。

？思考题

答案解析

1. 常见的 HLA 基因分型方法还有哪些？各有何优缺点？

2. HLA 基因分型方法的注意事项是什么？

（陈彦猛）

第四章　血液成分的制备

 实验二十　红细胞成分的制备

红细胞的制品是临床应用最广泛的一种血液制剂，适用于大多数需要补充红细胞，提高血液携氧能力的患者。能快速地补充红细胞，纠正贫血，改善组织氧气供应。同时，在制备过程中去除了大部分的白细胞和血浆，增加了输血的安全性。

一、悬浮红细胞的制备

微课/视频 1

【实验目的】

1. 掌握　悬浮红细胞的基本概念。
2. 熟悉　悬浮红细胞制备的操作过程及保存方法。
3. 了解　悬浮红细胞的临床输注方法。

【实验原理】

将采集到多联采血袋（装有红细胞保存液）的全血，在全封闭合适的条件下离心，尽量分离出血浆后，再向剩余的浓缩红细胞中加入红细胞保存液制备成的红细胞成分血，即为悬浮红细胞。

【实验仪器和材料】

1. 器材　低温操作台、大容量温控离心机、弹簧型血浆挤压器（又称血液分浆夹）、热合机、自动配平仪。
2. 标本　采集的多联袋全血（容量为 200ml、300ml 或 400ml）。

【实验步骤】

1. 取出低温保存的多联袋采集的全血（容量为 200ml、300ml 或者 400ml）装入相对应的离心杯套罐内，用塑料水袋或其他方法夹持固定，使其在离心杯套罐中处于直立位置，并用自动配平仪配平。

2. 将平衡好的成对离心杯准确地挂在已预冷至 4℃±2℃ 离心机转头两个对称的位置上，盖好离心机内外盖，进行重离心。

3. 轻取出离心后的血袋，目视检查有无异常，将血袋置于低温操作台上的血液分浆夹两夹板之间，掰开全血管路接口，将血浆挤进空的转移袋内；待血浆尽量完全转移后，用塑料夹夹闭装有血浆转移袋的导管，这时全血分为血浆和浓缩红细胞。再将连接保存液管路的塑料卡口打开（或折断），把转移袋中的红细胞保存液加入母袋的浓缩红细胞内，轻柔振荡血袋使红细胞与保存液充分混合制成悬浮红细胞，并同时排出空气。

4. 采用热合机切断的方法切断装有悬浮红细胞的母袋与装有血浆的二联子袋之间的导管。

5. 贴好血袋标签，核对献血者信息并登记入库。

【实验结果】

悬浮红细胞的制备应达到以下标准（表20-1）。

表20-1　悬浮红细胞质量控制项目和要求

质量控制项目	要求
外观	肉眼观察应无色泽异常、溶血、凝块、气泡等情况；血袋完好，并保留注满全血经热合的导管至少35cm
容量	标示量（ml）±10%
血细胞比容	0.50~0.65
血红蛋白含量	来源于200ml全血：含量≥20g 来源于300ml全血：含量≥30g 来源于400ml全血：含量≥40g
储存期末溶血率	<红细胞总量的0.8%
无菌试验	无细菌生长

【注意事项】

1. 悬浮红细胞的制备方法包括手工法和全自动血细胞血液成分分离机法。本实验的方法属于手工法制备，利用血液成分比重的不同经离心分离不同的血液成分。该方法操作简单，分离后一血多用，尤其适用于红细胞与血浆的制备。

2. 血液制备分离前需要提前启动大容量温控离心机预冷，使离心机仓内温度达到需要的适合温度。

3. 离心前应平衡离心杯中的内容物，并对称放置。根据不同离心机型号来设定最佳离心力和时间来达到最佳效果。

4. 制备血液成分时尽可能控制白细胞（或者采用白细胞去除技术）和血浆的混入量，这将有利于降低输注后同种异体免疫反应的发生率，减少输血相关传染病的传播机会。

二、洗涤红细胞的制备

【实验目的】

微课/视频2

1. **掌握**　洗涤红细胞的基本概念。
2. **熟悉**　洗涤红细胞制备的操作过程及保存方法。
3. **了解**　洗涤红细胞的临床应用。

【实验原理】

洗涤红细胞是采用物理方法在无菌条件下将保存期内的全血、浓缩红细胞、悬浮红细胞等血液制剂用0.9%氯化钠溶液洗涤3~6次，去除大部分非红细胞成分，包括血浆蛋白、白细胞、血小板等，并将红细胞悬浮在红细胞保存液或0.9%氯化钠溶液中所制备成的红细胞成分血。

【实验仪器和材料】

1. **器材**　大容量温控离心机、无菌接驳机、导管连接器、热合机、百级超净台、止血钳、自动配平仪、血液分浆夹、无菌剪。

2. 试剂　0.9%氯化钠溶液。

3. 标本　全血或悬浮红细胞（容量为200ml、300ml或400ml）。

【实验步骤】

1. 在超净台上用导管连接器将红细胞与0.9%氯化钠溶液袋连接（或采用无菌接驳机进行连接），将每单位红细胞加入150ml 0.9%氯化钠溶液至预洗涤的红细胞袋，轻柔振荡使其混匀，用热合机热合封闭。

2. 配平红细胞袋后放入已预冷至4℃±2℃离心机内，进行重离心。

3. 将离心后的血袋在超净台上用导管连接器与空的转移袋连接，用血液分浆夹将上清液及白膜层挤入转移袋，移去转移袋，用导管连接器连接0.9%氯化钠溶液袋，再加入0.9%氯化钠溶液混匀并热合封闭。

4. 重复第1～3步骤，反复洗涤红细胞3次，最后一次分出上清液与白膜层后，在洗涤红细胞制剂中每单位红细胞加入50ml红细胞保存液或适量0.9%氯化钠溶液并摇匀，用热合机热合封闭。

5. 仔细检查有无渗漏，由操作者粘贴洗涤红细胞标签并办理入库登记。

【实验结果】

洗涤红细胞应达到以下质量标准（表20-2）。

表20-2　洗涤红细胞质量控制项目和要求

质量控制项目	要求
外观	肉眼观察应无色泽异常、溶血、凝块、气泡等情况；血袋完好，并保留注满全血经热合的导管至少20cm
容量	200ml全血或悬浮红细胞制备的洗涤红细胞容量为：125ml±12.5ml 300ml全血或悬浮红细胞制备的洗涤红细胞容量为：188ml±18.8ml 400ml全血或悬浮红细胞制备的洗涤红细胞容量为：250ml±25.0ml
血红蛋白含量	来源于200ml全血：含量≥18g 来源于300ml全血：含量≥27g 来源于400ml全血：含量≥36g
上清蛋白质含量	来源于200ml全血：含量<0.5g 来源于300ml全血：含量<0.75g 来源于400ml全血：含量<1.0g
溶血率	<红细胞总量的0.8%
无菌试验	无细菌生长

【注意事项】

1. 该法为手工洗涤红细胞方法，费时、费力，是传统方法。适合中小型单位开展。另外一种是机器洗涤法，使用全自动细胞处理仪，采用全封闭系统，洗涤效果优于手工法，具有防止细菌污染和洗涤时间短等优点。

2. 用全血制备洗涤红细胞时，要先离心移出血浆并制备成悬浮红细胞。

3. 在开放环境制备洗涤红细胞需在百级无菌室或百级超净台上进行。

4. 红细胞洗涤后，一般可去除80%以上的白细胞和99%以上的血浆，去除细胞碎屑、抗凝剂、游离血红蛋白、乳酸盐、钾、氨和微聚体等。

5. 开放式洗涤红细胞制备过程中破坏了原血袋的密闭系统，有操作污染的可能，应放在 4℃±2℃ 冰箱内保存，最好在 6 小时内输用，保存时间不得超过 24 小时。如果是在密闭无菌环境中制备的洗涤红细胞，且最后以红细胞保存液混悬，保存期与洗涤前的红细胞悬液相同。

答案解析

?思考题

1. 在手工制备悬浮红细胞的过程中需要注意哪些细节？
2. 洗涤红细胞制备过程中应遵从哪些原则？
3. 制备好的洗涤红细胞能保存多长时间？

（罗红林 邱笑违）

实验二十一　单采血小板的制备

微课/视频

单采血小板（apheresis platelets）是使用血细胞分离机在全封闭的条件下自动将符合要求的献血者血液中的血小板分离并悬浮于一定量血浆内的单采成分血。

【实验目的】

1. 掌握　单采血小板制备的原理。
2. 熟悉　单采血小板的保存方法和保存时间。
3. 了解　单采血小板制备的操作流程。

【实验原理】

应用血细胞分离机进行血液成分分离时，血液采集和收集的动力分别由两个泵（全血 ACD 泵和血浆泵）控制。机器的关键部位是离心机，配备内外两套转子。双通道分离机工作期间，全血不间断地由采血端经全血泵进入离心机的分离槽，按不同血液成分的分离要求经不同的速度离心，分离出的血液成分进入收集槽中进一步纯化，所需要的单一成分存留在收集槽中，其他血液成分通过血浆泵的动力不停地经回输端回输给人体，直至单采成分完成。单通道分离机工作原理是首先采集全血，达到一定量后开始分离，血小板留在收集袋中，其余成分经同一通道回输给献血者，完成一个循环后，再次采集血液并进行分离，一般需要 6 个循环实现一个治疗单位血小板的单采。

【实验仪器和材料】

1. 器材　血细胞分离机、热合机、一次性机采耗材、血小板恒温震荡保存箱。
2. 试剂　抗凝剂、0.9%氯化钠溶液、消毒物品、10%葡萄糖酸钙及其他抢救药品。

【实验步骤】

1. 核对献血者姓名、编号、血型等。
2. 向献血者介绍单采的步骤并检查献血者的生命体征，如血压、脉搏、呼吸等。检查献血者静脉状况，选定最佳的穿刺静脉及部位。
3. 按说明书要求开机，安装配套的一次性机采耗材，连接抗凝剂、收集袋等，设置单采血小板成分的控制按键。
4. 按照机器要求用 0.9%氯化钠溶液或抗凝剂初始化管路，检查设备预运转情况。
5. 设备准备就绪后，对穿刺部位皮肤进行常规消毒，行静脉穿刺并固定。
6. 按要求开始单采，注意抗凝剂与全血的比例及血流速度，一般为 40~60ml/min。
7. 采集过程中注意观察献血者血压、脉搏、呼吸等生命体征，每 30 分钟测量 1 次。并做好记录。
8. 全血处理量一般为 3~5L。处理量达到预定值或因献血者不能耐受而停止采集时，应回输体外全部血液，拔针后用无菌纱布或棉球覆盖穿刺部位，胶布固定，压迫 10 分钟。嘱咐献血者特别注意：保持穿刺部位干燥、清洁 24 小时。
9. 拆除一次性耗材，关闭设备，进行清洁后待用。

10. 将所得单采血小板静置 1 ~ 2 小时后摇匀，粘贴标签，标明献血者姓名、编号、血型、采血日期、采血者，放入 20 ~ 24℃ 的血小板恒温震荡保存箱保存。

【实验结果】

单采血小板应达到以下质量标准（表 21 - 1）。

表 21 - 1　单采血小板质量控制项目和要求

质量控制项目	要求
外观	肉眼观察应呈黄色云雾状液体，无色泽异常、蛋白析出、气泡及重度乳糜等情况；血袋完好，并保留注满血小板经热合的导管至少 15cm
容量	储存期为 24 小时的单采血小板容量：125 ~ 200ml 储存期为 5 天的单采血小板容量：250 ~ 300ml
储存期末 pH	6.4 ~ 7.4
血小板含量	$\geqslant 2.5 \times 10^{11}$ 个/袋
白细胞混入量	$\leqslant 5.0 \times 10^{8}$ 个/袋
红细胞混入量	$\leqslant 8.0 \times 10^{9}$ 个/袋
无菌试验	无细菌生长

【注意事项】

1. 献血者在采集血小板前一天应充足睡眠，注意休息，不饮酒，禁止高脂肪食物，采集当日不空腹，清淡饮食。

2. 服用抗血小板或抑制血小板代谢药物时，可影响血小板的功能，因此要求献血者在献血前一周禁服阿司匹林、吲哚美辛等药物及抗过敏类药物。

3. 献血前对献血者按《献血者健康检查标准》进行体检，确保献血者血小板计数 $\geqslant 150 \times 10^{9}$/L，且 $< 450 \times 10^{9}$/L，红细胞比容 $\geqslant 0.36$，才能采集。

4. 单采前对献血者说明单采目的、过程及可能出现的不良反应及意外，并要求签字。

5. 单采前应选择体重 $\geqslant 50$kg，血管穿刺条件好的献血者。

6. 严格无菌操作，预防感染及单采成分被污染。

7. 单采过程中严密监测献血者的生命体征，注意献血者对抗凝剂的反应，若出现不自主的肌肉震颤，口周及指端感觉麻木等枸橼酸中毒症状，应降低采血速度，给予 10% 葡萄糖酸钙口服。严重者应暂停或停止血小板的采集操作，立即给予静脉补钙，在使用钙剂治疗时，应密切观察血浆钙离子浓度和心电图变化。

8. 单采过程可由护士和其他医务专业人员操作，必须配备经验丰富的医师在场，及时处理献血不良反应。

9. 每次单采应用详细的记录，并作为档案保存。

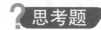

答案解析

血细胞分离机的工作原理是什么？

（罗红林　邱笑违）

实验二十二　新鲜冰冻血浆的制备

微课/视频

【实验目的】

1. **掌握** 普通冰冻血浆、新鲜冰冻血浆的概念和区别点。
2. **熟悉** 新鲜冰冻血浆的制备方法及注意事项。
3. **了解** 临床输注新鲜冰冻血浆的适应证和禁忌证。

【实验原理】

全血中不同血液成分的比重也不同，在无菌条件下选择适当的离心条件对全血进行离心后，血液形成分层，血浆位于上层，血细胞成分位于下层，用血液分浆夹可将血浆与血细胞成分分离，将分离出的新鲜血浆快速冷冻即制成新鲜冰冻血浆。分离制备血液成分时，根据不同的成分血制备目的可采用二联袋、三联袋或四联袋等进行制备。这里以比较常用的三联袋为例，介绍制备新鲜冰冻血浆的操作步骤。

【实验仪器和材料】

1. **器材** 水平式冷冻离心机、低温速冻冰箱、血液分浆夹、天平、热合机、剪刀、止血钳、标签等。
2. **标本** 新鲜采集的三联袋全血（容量可为 200ml、300ml 或 400ml）。

【实验步骤】

1. 本实验使用三联塑料血袋采集新鲜全血 200ml。

2. 将血袋和转移袋一起放在离心杯中，用适当方法夹持固定血袋，使血袋上部鼓起，处于直立位，用天平配平。

3. 将配平后的成对离心杯准确挂在离心机转头对称的位置上，盖好离心机内外盖后，4℃条件下，3000×g 离心 20 分钟，使红细胞快速下沉。如离心机离心力达不到 3000×g，可根据具体情况适当延长离心时间以达到分离红细胞的目的。

4. 轻轻取出离心后的血袋，将血袋放在血浆挤压器的两个夹板之间或悬挂于分离支架上，有利于血浆的分离。用止血钳夹闭 1 号转移袋（内有红细胞保养液）管路，去掉血袋与分浆管之间的接头，血浆在压力之下流入 2 号转移袋，血浆转移完成后用止血钳夹闭分浆管。

5. 松开夹闭 1 号转移袋管路的止血钳，使 1 号转移袋中的红细胞保存液与主袋中离心后的浓缩红细胞充分混匀。

6. 热合各袋的管路，切断连接血袋和转移袋的分浆管。1 号转移袋中为悬浮红细胞，2 号转移袋中为新鲜血浆。

7. 将 2 号转移袋中的新鲜血浆与 1 号转移袋中的悬浮红细胞分别贴好标签，核对献血者信息并登记入库。将 2 号转移袋尽快放入低温速冻冰箱 −30℃ 以下快速冷冻，再放入 −20℃ 冰箱中保存，即获得新鲜冰冻血浆。

【实验结果】

新鲜冰冻血浆应达到以下质量标准（表22-1）。

表22-1　新鲜冰冻血浆质量标准

质量控制项目	要求
外观	肉眼观察融化后的新鲜冰冻血浆，应呈黄色澄清液体，无色泽异常、蛋白析出、气泡及重度乳糜等情况；血袋完好，并保留注满新鲜冰冻血浆经热合的导管至少10cm
容量	标示量（ml）±10%
血浆蛋白含量	≥50g/L
凝血因子Ⅷ含量	≥0.7IU/ml
无菌试验	无细菌生长

【注意事项】

1. 为防止凝血因子变性，离心温度应控制在（4±2）℃。

2. 为避免偏重造成离心机旋转器的损坏，使用平衡水平式冷冻离心机离心前一定要配平，并且平衡放置离心杯。

3. 分离血浆时要避免红细胞混入血浆袋中。

4. 2号血浆袋贴好标签后，立即放入低温速冻冰箱中快速冷冻，防止不稳定的凝血因子Ⅴ和凝血因子Ⅷ的破坏。

5. 新鲜冰冻血浆应保存在-20℃以下低温冰箱中，保存期为1年。新鲜冰冻血浆保存满1年后，可改为普通血浆，后者自采血时起保存期为4年。

6. 冰冻后的血浆袋脆性大，易破裂，应轻拿轻放，发现袋子破裂应废弃。

7. 冰冻血浆使用前应于37℃水浴中快速融化，以防纤维蛋白原析出。融化后的血浆应尽快临床输注。融化后的血浆不可再冰冻保存。

思考题

答案解析

1. 输注新鲜冰冻血浆的临床适应证有哪些？

2. 新鲜冰冻血浆与普通血浆的保存条件与时间是什么？

（孙晓春　邱笑违）

实验二十三　冷沉淀凝血因子的制备

【实验目的】

1. 掌握　冷沉淀凝血因子的概念和富含的凝血因子。

2. 熟悉　离心法冷沉淀凝血因子的制备和保存方法。

2. 了解　冷沉淀凝血因子的临床应用。

【实验原理】

新鲜冰冻血浆置于 –20℃以下条件冰冻保存 2 周后，再置于 4℃温度条件下融化，血浆袋底部会形成不融化的白色胶状物，可将其离心分离保存，即为冷沉淀凝血因子。

【实验仪器和材料】

1. 器材　大容量低温离心机、血液分浆夹、血浆速冻机、电子秤、高频热合机、4℃冰箱、恒温循环解冻箱。

2. 标本　二联袋新鲜冰冻血浆。

【实验步骤】

1. 将新鲜冰冻血浆（约 250ml）从 –20℃冰箱内取出，置于（4±2）℃冰箱内缓慢（过夜）融化或在（4±2）℃恒温循环解冻箱中融化。

2. 当血浆融化至剩余少许冰碴时，取出血浆。

3. 用大容量低温离心机进行离心，于 4℃条件下，3000×g 离心 10 分钟。

4. 离心完成后，用血液分浆夹分离出上层大部分血浆，下层（25±5）ml 血浆和白色沉淀物即为冷沉淀凝血因子。

5. 对所得的冷沉淀凝血因子和冰冻血浆进行热合并保留注满血浆的转移管长度至少 10cm。

6. 将制备后的冷沉淀凝血因子和血浆快速置于 –20℃冰箱中保存备用（最好先使用血浆速冻机速冻）。

【实验结果】

冷沉淀凝血因子应达到以下质量标准（表 23 – 1）。

表 23 – 1　冷沉淀凝血因子质量标准

质量控制项目	要求
外观	肉眼观察融化后的冷沉淀凝血因子，应呈黄色澄清液体，无色泽异常、蛋白析出、气泡及重度乳糜等情况；血袋完好，并保留注满新鲜冰冻血浆经热合的导管至少 10cm
容量	标示量（ml）±10%
纤维蛋白原含量	≥75mg（200ml 全血）；≥113mg（300ml 全血）；≥150mg（400ml 全血）

续表

质量控制项目	要求
凝血因子Ⅷ含量	≥40IU（200ml 全血）；≥60IUg（300ml 全血）；≥80IU（400ml 全血）
无菌试验	无细菌生长

【注意事项】

1. 制备冷沉淀凝血因子的全血采集过程必须顺利，无凝血现象出现。200ml、300ml、400ml 的全血采集时间分别不超过 7 分钟、10 分钟、13 分钟。

2. 制备冷沉淀凝血因子的新鲜血浆需要严格控制在全血采集后的 6～8 小时内完成冰冻保存。

3. 采用虹吸法制备冷沉淀凝血因子时，制备冷沉淀凝血因子的新鲜冰冻血浆应充分排气，并将二联袋之间的导管充满血浆。

4. 血浆融化过程中应处在 4℃的环境，冷沉淀凝血因子应在制备之后 1 小时内速冻成固态，尽量减少在室温放置的时间。

5. 采用虹吸法制备冷沉淀凝血因子时，制备冷沉淀凝血因子的人员在判断终产品量的时候，应尽量保持血袋的静止状态，减少血浆移出水面的次数，减少对血浆的触碰。

6. 冷沉淀凝血因子在 37℃水浴中完全融化后必须在 4 小时内临床输注完毕。如未能及时输注，不宜再重新冻存。

? 思考题

答案解析

1. 冷沉淀凝血因子中含有哪些凝血因子？

2. 制备冷沉淀凝血因子时有哪些关键控制点？

（孙晓春　邱笑违）

第五章　特殊实验技术

 实验二十四　ABO 疑难血型鉴定

本实验为综合设计性实验。

【实验目的】

1. 掌握　产生 ABO 疑难血型的原因分析。

2. 熟悉　鉴定 ABO 疑难血型的相关实验方法。

3. 了解　基因诊断在 ABO 疑难血型的应用。

【实验原理】

ABO 血型鉴定正反定型不相符时，通过采用单克隆抗 A、抗 B、抗 A_1、抗 AB、抗 H 试剂与受检者红细胞反应检测 HAB 抗原、A、B、O 型试剂红细胞及自身红细胞与受检者血清（血浆）反应检测血型抗体，红细胞吸收放散试验检测弱 A、弱 B 抗原，凝集抑制试验检测唾液 HAB 血型物质，血清（血浆）吸收试验排除 ABO 血型以外的抗体对鉴定的影响，从而获得确定受检者 ABO 血型的依据，确定 ABO 血型。

【实验器材和材料】

1. 器材　滴管、小试管（12mm×75mm）、记号笔、血型血清学离心机、光学显微镜、37℃ 和 56℃ 水浴箱、4℃ 冰箱。

2. 试剂　单克隆抗 A_1、抗 B、抗 AB、抗 H；A_1 试剂红细胞、B 试剂红细胞和 O 试剂红细胞、抗体筛选试剂红细胞（Ⅰ、Ⅱ、Ⅲ 号）、抗体鉴定试剂红细胞、0.9% 氯化钠溶液、1% 菠萝蛋白酶、多特异性抗球蛋白试剂。

3. 标本　EDTA – K_2 抗凝全血标本。

【实验步骤】

1. 离心分离血浆及压积红细胞，将压积红细胞用 0.9% 氯化钠溶液洗涤 3～5 次后，取压积红细胞加 0.9% 氯化钠溶液配成 2%～5% 的红细胞悬液。

2. 设置自身对照（受检者血浆 100μl 加 2%～5% 自身红细胞悬液 50μl）。

3. 取洁净小试管 4 支，分别标明抗 A、B、抗 A_1、抗 AB 和抗 H，用滴管分别加入各抗体试剂各 1 滴于试管，再分别加入受检者的 2%～5% 红细胞悬液 1 滴，轻摇混合。另取 3 支干净试管做好标记 A_1c、Bc 和 Oc，分别加入受检者血浆或血清 2 滴，依次分别加入 A_1、B 和 O 试剂红细胞各 1 滴。

4. 1000×g 离心 15 秒，轻摇试管使细胞扣重悬，观察有无凝集及溶血现象，记录结果。

5. 红细胞吸收放散试验。取待检血标本洗涤后压积红细胞 1～2ml，加入 2 倍容量与待检血标本抗原相对应抗体血清，混匀，4℃孵育至少 1 小时，每 10 分钟混匀 1 次，离心去血清，将压积红细胞用 4℃ 0.9%氯化钠溶液洗涤 3～5 次（最后一次洗涤液留作对照，应检不出任何抗体），移去最后一次洗涤液后，加入与压积红细胞等容量的 0.9%氯化钠溶液，充分混匀后56℃轻摇 10 分钟，56℃保温条件下 $1000 \times g$ 离心 3 分钟，立即取上清液（红细胞放散液）移入另一试管中。分别取放散液 $100\mu l$ 加 2%～5%试剂红细胞 $50\mu l$（B 型血清吸收放散液与 A 型试剂红细胞反应，A 型血清吸收放散液与 B 型试剂红细胞反应）混匀，$1000 \times g$ 离心 15 秒，观察并记录有无凝集。

6. 唾液血型物质检测。待检血标本唾液 HAB 血型物质（实验步骤见实验七）。

7. 排除冷自身抗体对血型鉴定的影响。ABO 血型鉴定正反定型不一致，反定型与 A_1、B 试剂红细胞均发生凝集时，自身对照出现凝集，且置于 2～8℃冰箱 10 分钟后凝集反应明显增强，放置于 37℃电热恒温水浴箱 3 分钟凝集反应消失。考虑是待检血标本冷自身抗体引起 ABO 血型鉴定正反定型不符，应用 37℃ 0.9%氯化钠溶液洗涤待检血标本红细胞 3 次后做正定型；冷自身抗体吸收试验后用受检者吸收后血浆做反定型（实验步骤见实验十一）。

8. 排除同种抗体对 ABO 血型鉴定的影响。ABO 血型鉴定正反定型不一致，待检血标本血清（血浆）与 A_1、B、O 试剂红细胞均凝集，自身对照不凝集，置 2～8℃冰箱 5 分钟后反定型凝集反应明显增强，自身对照仍不凝集，放置于 37℃恒温水浴箱 3 分钟凝集不消失。考虑是待检血标本同种抗体引起 ABO 血型鉴定正反定型不符，待检血标本红细胞意外抗体筛选（实验步骤见实验八）、鉴定红细胞意外抗体特异性后（实验步骤见实验九），用该抗体对应抗原阳性的 O 型红细胞吸收血浆中的红细胞意外抗体（实验步骤见实验十一），用吸收后受检者血浆做 ABO 血型反定型试验。

9. 排除抗原/抗体减弱。取两支干净试管，标记好 A_1、B 管，各加入待检血标本血浆 2 滴，再分别加入 2%～5%的 A_1、B 试剂红细胞一滴，混匀后置于 4℃冰箱中 15 分钟后离心镜检。

10. 排除抗原减弱，配标本红细胞悬液时适当增加浓度。

【实验结果】

1. 分析造成 ABO 疑难血型的原因 包括患者冷凝集、蛋白凝集、意外抗体、ABO 亚型、抗原减弱、新生儿、老年人等都可致血型鉴定试验中凝集强度异常、抗原与抗体含量异常，影响血型判断。在 ABO 疑难血型的鉴定中，需分析其疑难原因，依据原因采取特殊试剂吸收－放散试验、抗原－抗体增强试验、4℃冷吸收试验、红细胞洗涤等方法进行辅助检测，以正确判断患者血型，详见表 24－1。

表 24－1 ABO 疑难血型原因分析及试验方法

疑难原因	表现	血清学特点	解决方法
新生儿	凝集 <2＋	抗体减弱/缺失	只做正定型试验＋反定型参考
冷凝集	凝集 >2＋	自身对照阳性	预温法
老年人	抗体减弱	抗体减弱	抗原－抗体增强反应
蛋白凝集	抗原/抗体增多	自身对照阳性	盐水稀释、洗涤红细胞
ABO 亚型	抗原/抗体增多、减少	正反定型不符	血型物质检测，吸收－放散试验：抗 A_1、抗 AB、抗 H 试剂
意外抗体	抗原/抗体增多	抗体筛选阳性	抗体筛查试验，抗体鉴定
抗原减弱	抗原减弱	抗原减弱	抗原－抗体增强反应，红细胞洗涤，4℃冷吸收试验

【注意事项】

1. 待检血标本或试剂红细胞悬液浓度过高或过低，抗原抗体比例不适当，易误判结果。

72

2. 各种原因引起的红细胞溶血，误判为不凝集；部分溶血时，可溶性血型物质中和了相应的抗体。

3. 已经吸附有冷自身抗体的红细胞如果经37℃ 0.9%氯化钠溶液不能洗涤干净时，可以换用45℃ 0.9%氯化钠溶液反复洗涤，仍不能洗涤干净时可以在56℃水浴振荡箱内热放散解离冷自身抗体。

4. ABO亚型与疾病引起的ABO血型抗原减弱者常表现为相似的血型血清学特征，难以鉴别，对白血病或肿瘤患者如出现A/B抗原弱表达，应待疾病缓解后复检ABO血型，如弱表达的A/B抗原恢复正常，可与ABO亚型相鉴别。必要时进行PCR-SSP分型或基因测序分型。

5. ABO亚型、疾病引起的抗原减弱及其孟买血型等都表现为A/B抗原弱表达，分泌型者都可从唾液中检出血型物质，但类孟买血型红细胞H抗原弱表达或不表达，而ABO亚型、疾病引起的血型抗原减弱者红细胞H抗原较强。

答案解析

? 思考题

1. 何种因素会导致ABO血型鉴定出现正、反定型不符？

2. 如何处理冷抗体干扰引起的ABO血型鉴定正、反定型不符？

(祝丽丽)

实验二十五　血型分析仪的校准

【实验目的】

1. **掌握**　血型分析仪的校准原理和校准时机。
2. **熟悉**　血型分析仪的校准项目及要求。
3. **了解**　血型分析仪校准的临床意义。

【实验原理】

校准指规定条件下的一组操作，确定由测量标准提供的量值与相应示值之间的关系。测量标准提供的量值与相应示值都具有测量不确定度。血型分析仪的校准包括加样量、温度控制、离心转速和离心时间、光路系统、判读系统等部件，保证检测结果具有良好的溯源性、准确性和可靠性。

设备在以下情况应进行校准：①新设备投入使用前；②更换关键部件或设备进行大维修后，可能对检测结果的准确性有影响时；③长期停用或远距离搬迁移动的设备，在重新启用前；④实验室内部质量控制显示仪器的检测结果有漂移时（排除仪器故障和试剂的影响因素后）；⑤室间质评或实验室间比对、实验室内部比对结果提示趋势性变化且为设备问题时。

【实验仪器和材料】

1. **器材**　全自动血型分析仪（检测方法：微柱凝胶法）、万用表、转速表、温度计/表、十万分之一电子天平、电子秒表、移液器等。

2. **试剂**　输血相容性检测各项目所需的各种试剂（仪器配套微柱卡、稀释液、2%~5% A_1、B和O型试剂红细胞、2%~5%意外抗体筛查细胞等）、质控品、0.9%氯化钠溶液等。

3. **标本**　无。

【实验步骤】

1. **校准前准备**

（1）准备实施校准的设备，经过维护保养和评估，符合测量要求。

（2）实验室环境条件符合仪器安装或使用的电源、温湿度和空间需求。

（3）校准前，项目检测重复性和携带污染符合厂家说明书或行业标准要求。

2. **校准过程**

（1）加样系统校准（称重法）

1）将待校准血型分析仪、0.9%氯化钠溶液、电子分析天平等置于恒温、恒湿的实验室内平衡至少2小时。

2）用10ml量筒去皮后加入10ml 0.9%氯化钠溶液进行称重，用重量除以体积得到0.9%氯化钠溶液密度。

3）取一定数量未打孔的血型卡，做好标记，用电子天平称重并记录。

4）在诊断维修模式下依次打孔，各加样针分别进行10μl、25μl、50μl加样测试。

5）加样后用电子天平称重并记录。

6）通过加样前后微柱卡的重量差值，结合 0.9% 氯化钠溶液密度换算成加样量。

7）校准参数计算公式见式 25 – 1 和式 25 – 2。

$$\Delta_i = \frac{\overline{V} - V}{V} \times 100\% \qquad (25-1)$$

$$CV = \frac{S}{\overline{V}} \times 100\% \qquad (25-2)$$

式中，Δ_i 为准确度；V 为设定的加样体积；$\overline{V}$ 为 n 次测定的平均加样体积；CV 为变异系数；S 为 n 次加样体积的标准偏差。

8）结果判断。根据厂商加样体积量和变异系数的允许范围，判断加样体积的准确性是否符合要求。

（2）温控系统校准

1）开启仪器的诊断模式，进入温度检测功能页面。

2）使用温度计/表对室温保持区和 37℃ 孵育区进行温度检测，每个区域测量三次，计算平均值。

3）可根据配套试剂孵育时间的要求，进行孵育时间范围内温度波动情况的评估。

（3）离心系统校准

1）开启仪器的诊断模式，进入离心机检测功能页面。

2）根据仪器离心机容量满载血型卡。

3）离心机在旋转时，用经过校准的非接触式转速表分别测定仪器内各离心机的转速并记录结果。

4）利用经过校准的电子秒表，记录离心机启动到结束的时间。

5）如果仪器设定为二段式离心，则低速和高速的离心转速和时间需要分开检测和记录。

6）结果判断。根据厂商加样体积量和变异系数的允许范围，判断加样体积的准确性是否符合要求。

（4）光路系统校准

1）开启仪器的光路系统校准模块。

2）放入专用的光路校准检测卡。

3）仪器自检后判断结果。

（5）判读系统校准

1）确认镜头光圈在规定的刻度位置。

2）使用焦距调节工具，确认 0 刻度为图像中最清晰区域。

3）将灰度镜头卡，放置在镜头位置，使用自动白平衡功能，进行相机白平衡调整。

4）控制机械手抓取微柱卡至拍照位置进行拍照，确认图像内微柱卡的平均亮度值处于 155～160 范围内。

【实验结果】

1. 加样系统校准结果　见表 25 – 1。

表 25 – 1　加样系统校准结果（举例）

项目	加样针 1 移液量			加样针 2 移液量		
	10μl	40μl	50μl	10μl	40μl	50μl
测量平均值	9.956	41.525	52.224	10.124	40.901	51.344
偏倚（%）	– 0.44	3.81	4.45	1.24	2.25	2.69

续表

项目	加样针1移液量			加样针2移液量		
	10µl	40µl	50µl	10µl	40µl	50µl
允许范围（%）	≤5.0	≤5.0	≤5.0	≤5.0	≤5.0	≤5.0
判定	合格	合格	合格	合格	合格	合格
标准差	0.356	0.716	0.765	0.321	1.124	1.133
变异系数（%）	3.56	1.79	1.53	3.21	2.81	2.27
允许范围（%）	≤5.0	≤5.0	≤5.0	≤5.0	≤5.0	≤5.0
判定	合格	合格	合格	合格	合格	合格

2. 温控系统校准结果 见表25-2。

表25-2 温控系统校准结果（举例）

项目	室温孵育区	37℃孵育区
30分钟需达到温度范围	23.0℃±2.0℃	37.0℃±2.0℃
温度计测量温度	22.8℃	37.8℃
恒温保持4分钟温度范围	23.0℃±1.0℃	37.0℃±1.0℃
温度计测量温度	23.1℃	37.3℃
判定	合格	合格

3. 离心系统校准结果 见表25-3。

表25-3 离心机校准结果（举例）

项目		要求范围	测量结果	判定
低速	转速（r/min）	783.3~803.3	794.8	合格
	时间（秒）	70.0~80.0	75.1	合格
高速	转速（r/min）	1500.0~1520.0	1510	合格
	时间（秒）	220.0~230.0	225.1	合格

4. 校准验证 校准设备后，应当进行验证，以确保校准的可靠性。对于血型分析仪，由于无法采用校准品或真实度质控品进行验证，因此采用以下几种方式进行校准验证：①血型参比实验室定值的已知ABO血型、RhD血型、意外抗体结果的标本，在已实施校准的血型分析仪上进行检测，与定值结果进行比较，判断校准设备检测结果的准确性；②采用血站定型的供血者标本，进行ABO血型和RhD血型检测结果的校准验证；意外抗体筛查结果可以采用已回报结果的冻存国家卫健委临床检验中心室间质评的剩余标本进行验证；③与通过ISO 15189实验室认可的实验室，或上级实验室进行输血相容性结果比对，来判断校准设备检测结果的准确性。

除定期的设备校准和项目校准验证测量准确度外，还可以定期参加室间质量评价，与参考系统比对，实验室间或内部比对等方式进行测量准确度的验证。必要时，验证测量系统分析性能。

【注意事项】

1. 校准人员必须具备相应的资质和技术能力，能从事血型分析仪的校准。

2. 校准过程中，使用的万用表、转速表、温度计/表、十万分之一电子天平、电子秒表等设备，必须经过检定或校准，证实其合格可用。

3. 制定校准程序时，可参考 YY/T 1245—2014《自动血型分析仪行业标准》及血型分析仪设备说明书/用户手册。

答案解析

？思考题

1. 血型分析仪的重复性如何评估？
2. 血型分析仪加样系统的校准，必须满足哪两个方面的要求？
3. 简要描述校准和校准验证的区别有哪些？

（吴新忠　倪尧志）

实验二十六　输血相容性检测内部比对试验

微课/视频

【实验目的】

1. **掌握**　输血相容性检测内部比对试验的基本原理和方法。
2. **熟悉**　人员比对、检验系统比对、方法比对及留样再测的评价方法。
3. **了解**　输血相容性检测内部比对试验的意义。

【实验原理】

输血相容性检测内部比对试验，是保证实验室内部应用不同的检测方法或设备，不同操作人员（依赖人工操作或判读经验的检测项目），或以上各项均不相同时，同一项目的检验结果具有可比性。ISO 15189 实验室认可现场评审时，也需要通过检测系统、方法或人员比对试验，判读实验室的技术能力是否满足 ISO 15189 实验室认可标准的要求。

下列情况下，实验室需要进行内部比对试验：①新检测系统启用前；②评估不同标本类型对检测结果的影响，如意外抗体筛查使用血清或血浆标本；③不同品牌的检测系统，或同品牌多套相同的检测系统，需要定期（一般每年一次）评估不同系统或不同方法检测结果的可比性；④手工操作步骤较多，或依赖人员经验的检验项目，需要定期（每年一次）评估不同人员检测结果的可比性；⑤检测系统任一要素（试剂、校准品）变更，或更换重要部件，应评估这些改变对检测结果可比性的影响。

【实验仪器和材料】

1. **器材**　全自动血型分析仪、微柱凝胶卡配套离心机、孵育器、光学显微镜、移液器、记号笔等。
2. **试剂**　血型分析仪配套的微柱凝胶卡和稀释液，聚凝胺介质试剂，2%～5% A_1、B 和 O 型试剂红细胞，2%～5% 意外抗体筛查细胞等。
3. **标本**　EDTA-K_2 抗凝全血标本。

【实验操作】

1. **标本要求**
（1）实施输血相容性检测比对试验时，至少需要 5 例标本。
（2）ABO 血型鉴定（ABO 血型正定型和 ABO 血型反定型）比对试验的标本，要求 A 型、B 型、O 型和 AB 型至少各 1 例。
（3）RhD 血型鉴定比对试验要求 RhD 阴性标本不少于 2 例。
（4）意外抗体（曾用名不规则抗体）筛查比对试验需要满足阴性标本 2 例、弱阳性标本 2 例和阳性标本 1 例。
（5）交叉配血比对试验要求阴性标本 2 组、弱阳性标本 2 组和阳性标本 1 组。
2. **比对试验设计**
（1）人员比对　人员 A、人员 B 等在同一实验条件下，使用同一种检测方法，检测同一组标本，进行结果比对。
（2）方法学比对　实验室同一操作人员选择两种或以上不同检测方法检测同一组标本，进行结果比对。

（3）检测系统比对 使用校准期内正常使用状态下的不同检测系统（例如全自动血型分析仪 A 和全自动血型分析仪 B）检测同一组标本，进行结果比对。

（4）仪器校准/故障前后比对 选择至少 5 例校准/故障前已发报告的标本，仪器校准/故障维修后，重新检测进行结果比对。

（5）新批号试剂验收比对 实验室同一操作人员在同一实验条件下采用同一种方法使用新旧两种批号试剂检测同一组标本，进行结果比对。

3. 比对结果判定标准

（1）ABO 血型和 RhD 血型 每个标本阴性或阳性结果一致，阳性结果凝集强度相差不超过 1 个等级；多个标本血型结果符合率应为 100%。

（2）意外抗体筛查及交叉配血 每个标本阴性或阳性结果一致，阳性结果凝集强度相差不超过 1 个等级；多个标本意外抗体筛查或交叉配血结果符合率不小于 80%。

【实验结果】

1. 检测系统间比对 设备 X 为×××血型分析仪，设备 Y 为×××血型分析仪，ABO 血型正反定型比对结果见表 26 – 1。

表 26 – 1 检测系统比对 – ABO 血型正反定型比对试验记录表

检测结果	1		2		3		4		5	
	设备 X	设备 Y	设备 X	设备 Y	设备 X	设备 Y	设备 X	设备 Y	设备 X	设备 Y
抗 A 抗体	4 +	4 +	–	–	–	–	–	–	4 +	4 +
抗 B 抗体	–	–	4 +	4 +	–	–	–	–	4 +	4 +
正定型结果	A	A	B	B	O	O	O	O	AB	AB
A_1 细胞	–	–	3 +	3 +	3 +	3 +	3 +	2 +	–	–
B 细胞	3 +	3 +	–	–	3 +	3 +	3 +	3 +	–	–
O 细胞	–	–	–	–	–	–	–	–	–	–
反定型结果	A	A	B	B	O	O	O	O	AB	AB
X 与 Y 符合性	符合		符合		符合		符合		符合	
符合率	100%									

注：血型结果符合率应为 100%，阴性或阳性结果一致，阳性结果凝集强度相差不超过 1 个等级。

2. 检测系统间比对 设备 X 为×××血型分析仪，设备 Y 为×××血型分析仪，RhD 血型定型比对结果见表 26 – 2。

表 26 – 2 检测系统比对 – RhD 血型定型比对试验记录表

检测结果	1		2		3		4		5	
	设备 X	设备 Y	设备 X	设备 Y	设备 X	设备 Y	设备 X	设备 Y	设备 X	设备 Y
抗 D 抗体	4 +	4 +	–	–	4 +	4 +	–	–	4 +	4 +
RhD 结果	阳性	阳性	阴性	阴性	阳性	阳性	阴性	阴性	阳性	阳性
X 与 Y 符合性	符合		符合		符合		符合		符合	
符合率	100%									

注：血型结果符合率应为 100%，阴性或阳性结果一致，阳性结果凝集强度相差不超过 1 个等级。

3. 人员间比对　人员 A 为王××，人员 B 为张××，意外抗体比对结果见表 26 - 3。

表 26 - 3　人员比对 - 意外抗体筛查试验记录表

检测结果	1		2		3		4		5	
	人员 A	人员 B	人员 A	人员 B	人员 A	人员 B	人员 A	人员 B	人员 A	人员 B
Ⅰ号抗筛细胞	-	-	1 +	1 +	1 +	1 +	-	-	3 +	2 +
Ⅱ号抗筛细胞	-	-	-	-	-	-	-	-	3 +	3 +
Ⅲ号抗筛细胞	-	-	-	-	1 +	1 +	-	-	3 +	3 +
意外抗体结果	阴性	阴性	弱阳	弱阳	弱阳	弱阳	阴性	阴性	阳性	阳性
A 与 B 符合性	符合		符合		符合		符合		符合	
符合率	100%									

注：阴、阳性符合率应≥80%，阳性结果凝集强度相差不超过 1 个等级。

4. 方法间比对　方法 A 为聚凝胺介质交叉配血试验，方法 B 为微柱凝胶介质交叉配血试验，比对结果见表 26 - 4。

表 26 - 4　方法学比对 - 交叉配血比对试验记录表

检测结果	1		2		3		4		5	
	方法 A	方法 B	方法 A	方法 B	方法 A	方法 B	方法 A	方法 B	方法 A	方法 B
主侧	4 +	4 +	-	-	4 +	3 +	-	-	4 +	4 +
次侧	-	-	-	-	-	-	-	-	-	-
交叉配血结果	不合	不合	相合	相合	不合	不合	相合	相合	不合	不合
A 与 B 符合性	符合		符合		符合		符合		符合	
符合率	100%									

注：阴、阳性符合率应≥80%，阳性结果凝集强度相差不超过 1 个等级。

5. 仪器故障前后结果比对　结果 A 为设备故障前 ABO 血型正反定型检测结果，结果 B 为同一标本设备故障修复后 ABO 血型正反定型检测结果，比对结果见表 26 - 5。

表 26 - 5　仪器故障前后结果比对 - ABO 血型正反定型比对试验记录表

检测结果	1		2		3		4		5	
	A	B	A	B	A	B	A	B	A	B
抗 A 抗体	4 +	4 +	-	-	-	-	-	-	4 +	4 +
抗 B 抗体	-	-	4 +	4 +	-	-	-	-	4 +	4 +
正定型结果	A	A	B	B	O	O	O	O	AB	AB
A_1 细胞	-	-	3 +	3 +	2 +	3 +	3 +	3 +	-	-
B 细胞	3 +	3 +	-	-	3 +	3 +	3 +	3 +	-	-
O 细胞	-	-	-	-	-	-	-	-	-	-
反定型结果	A	A	B	B	O	O	O	O	AB	AB
A 与 B 符合性	符合		符合		符合		符合		符合	
符合率	100%									

注：血型结果符合率应为 100%，阴性或阳性结果一致，阳性结果凝集强度相差不超过 1 个等级。

6. 新批号试剂验收比对　结果 A 为旧批号意外抗体筛查检测结果，结果 B 为同一标本新批号意外抗体检测结果，比对结果见表 26 - 6。

表26-6　新批号试剂验收比对－意外抗体筛查试验记录表

检测结果	1		2		3		4		5	
	A	B	A	B	A	B	A	B	A	B
Ⅰ号抗筛细胞	-	-	1 +	1 +	1 +	1 +	-	-	3 +	3 +
Ⅱ号抗筛细胞	-	-	-	-	-	-	-	-	2 +	3 +
Ⅲ号抗筛细胞	-	-	-	-	1 +	1 +	-	-	3 +	3 +
意外抗体结果	阴性	阴性	弱阳	弱阳	弱阳	弱阳	阴性	阴性	阳性	阳性
A与B符合性	符合		符合		符合		符合		符合	
符合率	100%									

注：阴、阳性符合率应≥80%，阳性结果凝集强度相差不超过1个等级。

【注意事项】

1. 各检测项目操作的注意事项同前。

2. 仪器操作步骤参照厂家说明书或者实验室标准操作程序（SOP）。

3. 手工操作或依赖人工经验的检验项目，通常以最有经验的技术人员结果为参比。不同方法或不同检测系统比对时，以参加各级临床检验中心室间质评计划的设备或方法，或实验室内规范操作的检测系统，或性能优良的检测系统的结果，作为参比。

4. 常规使用期间，实验室也可利用日常工作产生的检验数据、室内质控或室间质评数据，对检测系统间结果的可比性进行评估。

5. 结果超出判断标准时，应分析不一致的原因，必要时，采取有效的纠正措施。

6. 应定期评价输血相容性检测内部比对对实验室检验质量的改进作用，并保留相应的记录。

？思考题

答案解析

1. 设计比对试验时，如何确定参比系统或参比结果？

2. 输血相容性检测比对结果判断时，为何要同时考虑结果（血型或阴阳性）的一致性和凝集强度的差异？

（吴新忠　倪尧志）

参考文献

［1］胡丽华．临床输血学检验［M］.4版．北京：中国医药科技出版社，2019.

［2］胡丽华．临床输血学检验实验指导［M］.2版．北京：中国医药科技出版社，2019.

［3］胡丽华．临床输血学检验技术［M］.北京：人民卫生出版社，2015.

［4］龚道元，孙晓春，曾涛．临床输血检验技术［M］.2版．北京：人民卫生出版社，2020.

［5］孙晓春，彭永正，王勇军［M］.临床输血检验技术实验指导．北京：人民卫生出版社，2023.

［6］中国人民共和国卫生部医政司．全国临床检验操作规程［M］.4版．北京：人民卫生出版社，2015.